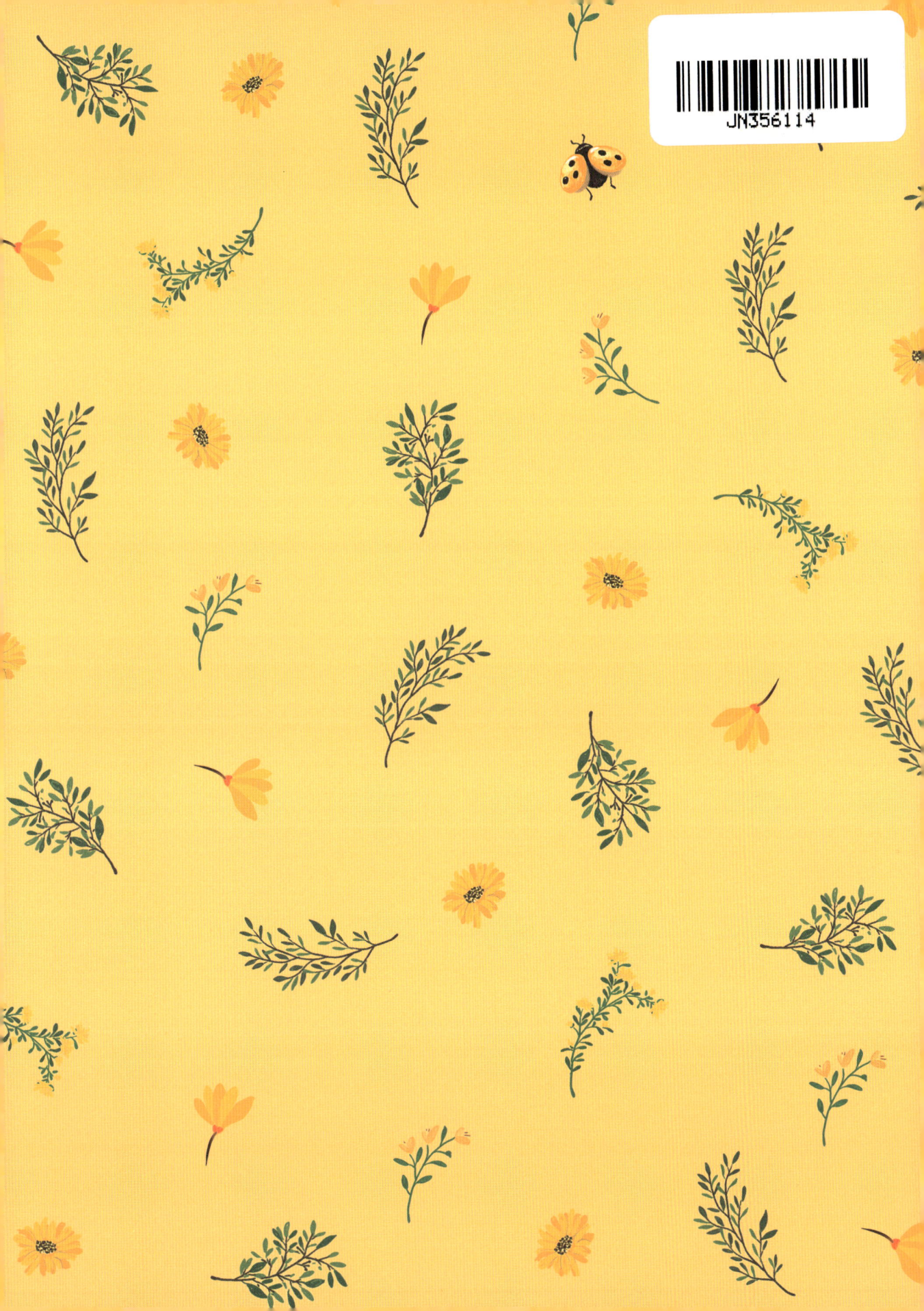

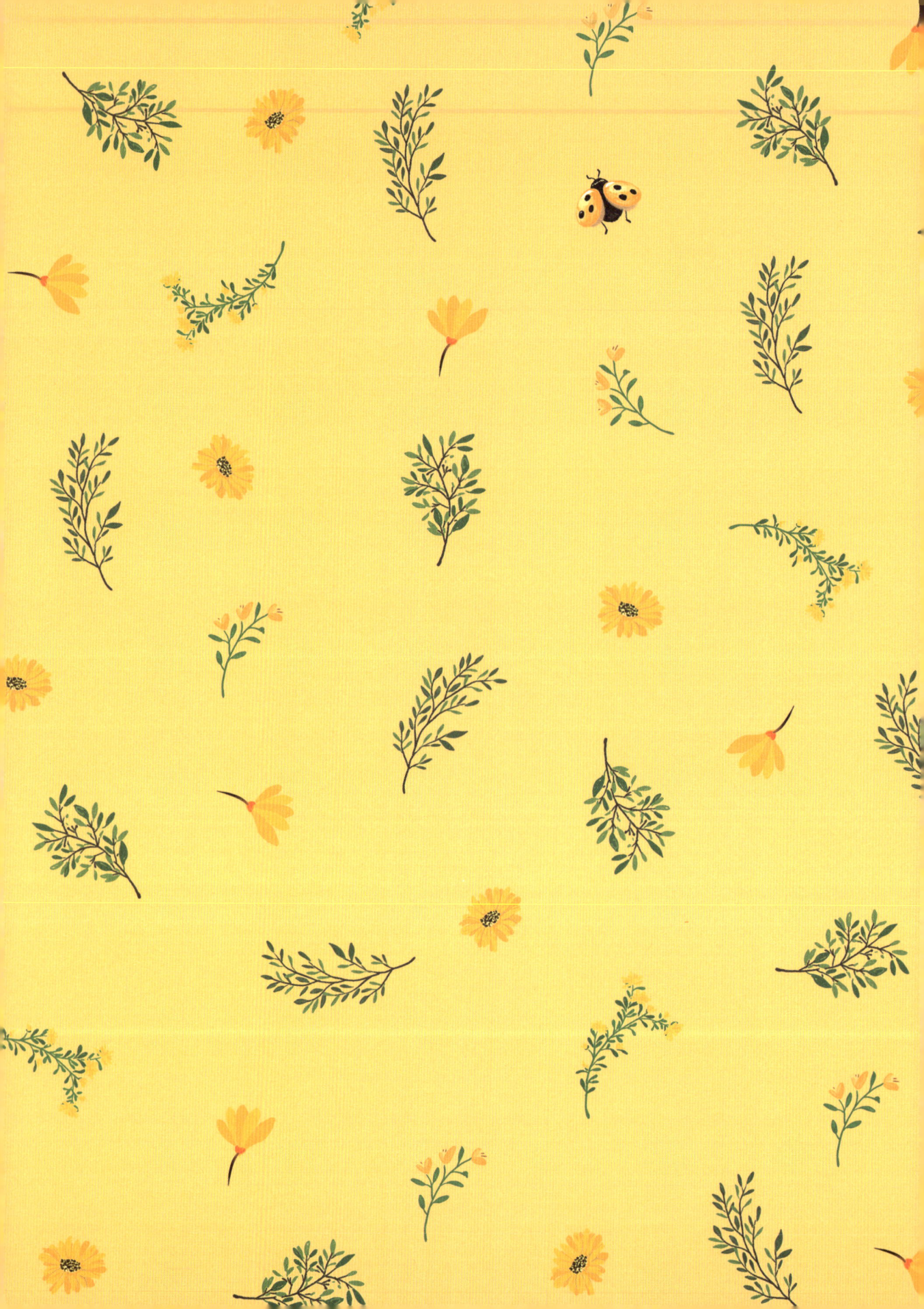

치매를 예방하는 하루 1장

말랑말랑 뇌운동

이 책의 감수를 맡은 신준영은,
치매 예방을 위한 소셜 미션을 가진 사회적 기업 (주)케어유의 대표로, 시니어를 위한 맞춤 교육과 스마트케어 서비스 및 제품 개발을 비롯해 엔브레인 플랫폼을 통한 사회복지사 및 요양보호사 분들의 업무 환경 개선 활동을 해오고 있다. 현재 인하대학교 정책대학원 노인학과에서 스마트에이징 과목을 강의하고 있으며 한국지능정보사회진흥원(NIA) 정보격차해소팀 전문위원, 실버산업포럼 이사로 활동 중이다. 관련 사업과 서비스 육성을 위해 사단법인 피피엘 사회적 기업가 육성 사업 운영위원으로 안양시 지속가능발전협의회 사회의제 위원장으로도 활발한 활동을 이어가는 중이다.

치매를 예방하는 하루 1장,
말랑말랑 뇌 운동 ① 텃밭

초판 1쇄 인쇄   2021년 8월 25일
초판 1쇄 발행   2021년 9월 1일

지은이   김춘희, 이윤교
감수   신준영
펴낸이   송주영
펴낸곳   (주)북센스
편집   장정민, 조윤정
디자인   이미화, 장혜원
외주 편집   editor#
외주 디자인   양X호랭 DESIGN
마케팅   오영일, 황혜리
경영지원   강수현

출판등록   2019년 6월 21일 제2019-000061호
주소   서울 마포구 동교로23길 41 골드빌딩 7층
전화   02-3142-3044
팩스   0303-0956-3044
이메일   ibooksense@gmail.com

ISBN   979-11-91558-12-8 (14510)
               979-11-91558-11-1 (14510) set

• 저작권법에 의하여 한국 내에서 보호를 받는 저작물이므로 무단 전재 및 복제를 금합니다.
• 책값은 뒤표지에 있습니다.

치매를 예방하는 하루 1장

말랑말랑 뇌운동

글쓴이 김춘희 | 그린이 이윤교

① 텃밭

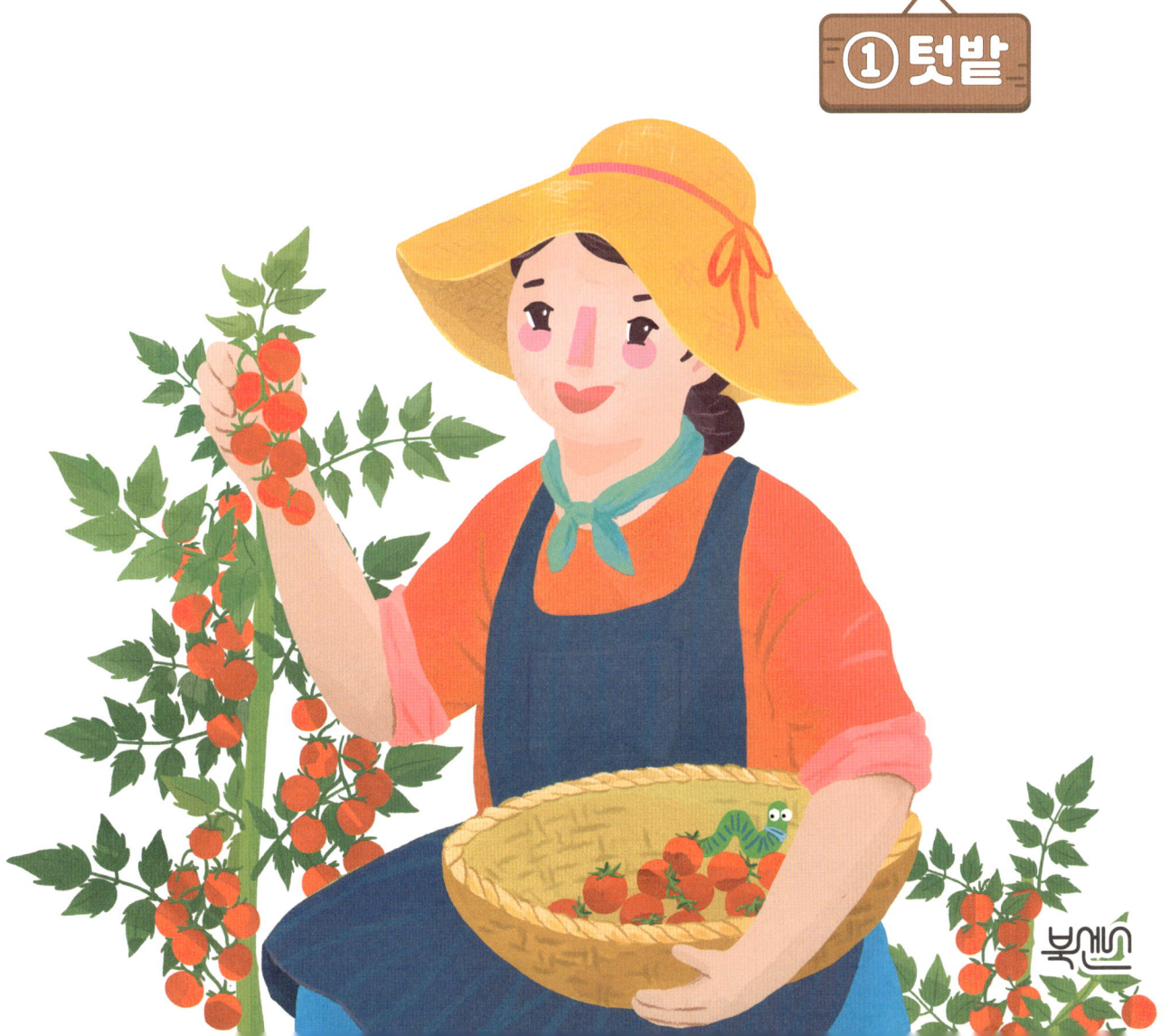

매일매일 3분,
반짝반짝 뇌세포

> 준비물 NO!
> 맨손으로 시작하는
> 초간단 뇌 운동법

뇌는 온몸과 연결되어 있어요. 그래서 팔다리를 쭉 펴고 이리저리 몸을 움직이는 것만으로도 뇌세포에 콕콕 자극을 줄 수 있지요. 손과 눈을 조금 움직이기만 해도 뇌세포가 확 젊어지는 초간단 운동법이 있는데, 한번 따라 해 보실래요?

 ## 손 운동

손을 많이 움직이면 뇌가 똑똑해진다고들 하지요. 손뼉을 자주 치거나 손을 꼭꼭 주무르면, 집중력이 좋아지고 뇌도 튼튼해진대요. 여기에 소개한 '주먹 박수 치기'를 따라 해 보세요.
매일 꾸준히 하면, 어느새 뇌 건강을 위한 최고의 습관으로 자리 잡을 거예요.

❶ 주먹을 꼭 쥐고 양손을 맞댄 채 손뼉을 친다.
❷ 양손을 교대로 손등을 친다.
❸ ❶-❷ 번까지의 행동을 1번씩 더 한다.
❹ 오른손을 펴고 왼손은 주먹을 쥔 채로 손뼉을 친다.
❺ 반대로 왼손을 펴고 오른손은 주먹을 쥔 채로 손뼉을 친다.
❻ ❶-❺ 번까지의 행동을 매일 3분 동안 반복한다.

 ## 눈 운동

안과 의사들이 추천하는 눈 운동법이에요. 평소 가까운 곳만 바라보느라 긴장한 눈의 근육을 풀어 주는 활동이지요.
안구 건조증을 예방할뿐더러 뇌세포를 자극해 집중력이 좋아진대요. 쉬거나 텔레비전을 볼 때 잠깐씩 해 보셔도 좋아요.

❶ 30cm 정도의 가까운 거리를 10초 동안 바라본다.
❷ 5m 이상의 먼 거리를 10초 동안 바라본다.
❸ ❶-❷ 번까지 행동을 매일 3분 동안 반복한다.

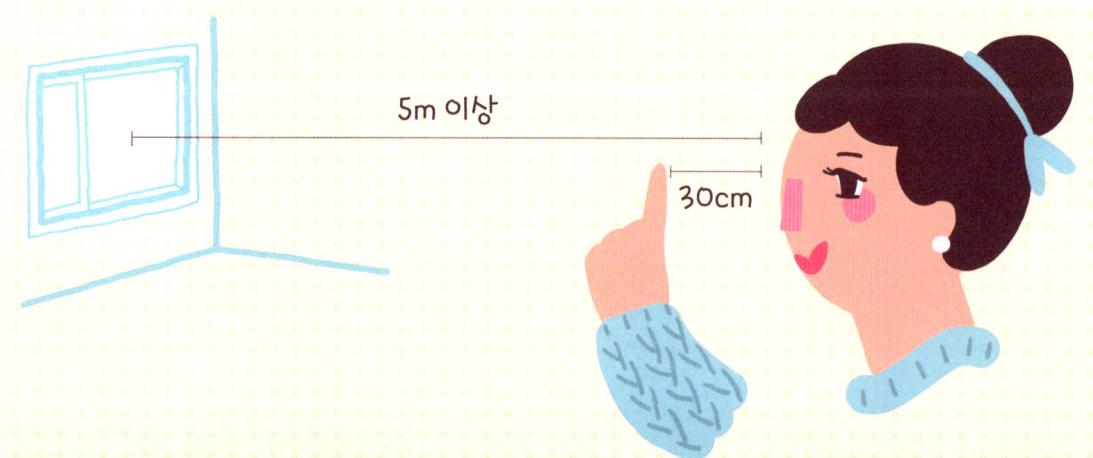

하루 1꼭지씩 『치매를 예방하는 하루 1장, 말랑말랑 뇌 운동』을 풀고 난 뒤에,
눈 운동을 이어 해 보세요. 그리고 눈 운동을 마치면 하루 1알씩 포도송이를 색칠해 주세요.
하루에 1알, 한 달이면 30알. 곧 탐스러운 포도송이를 만나 보실 거예요.

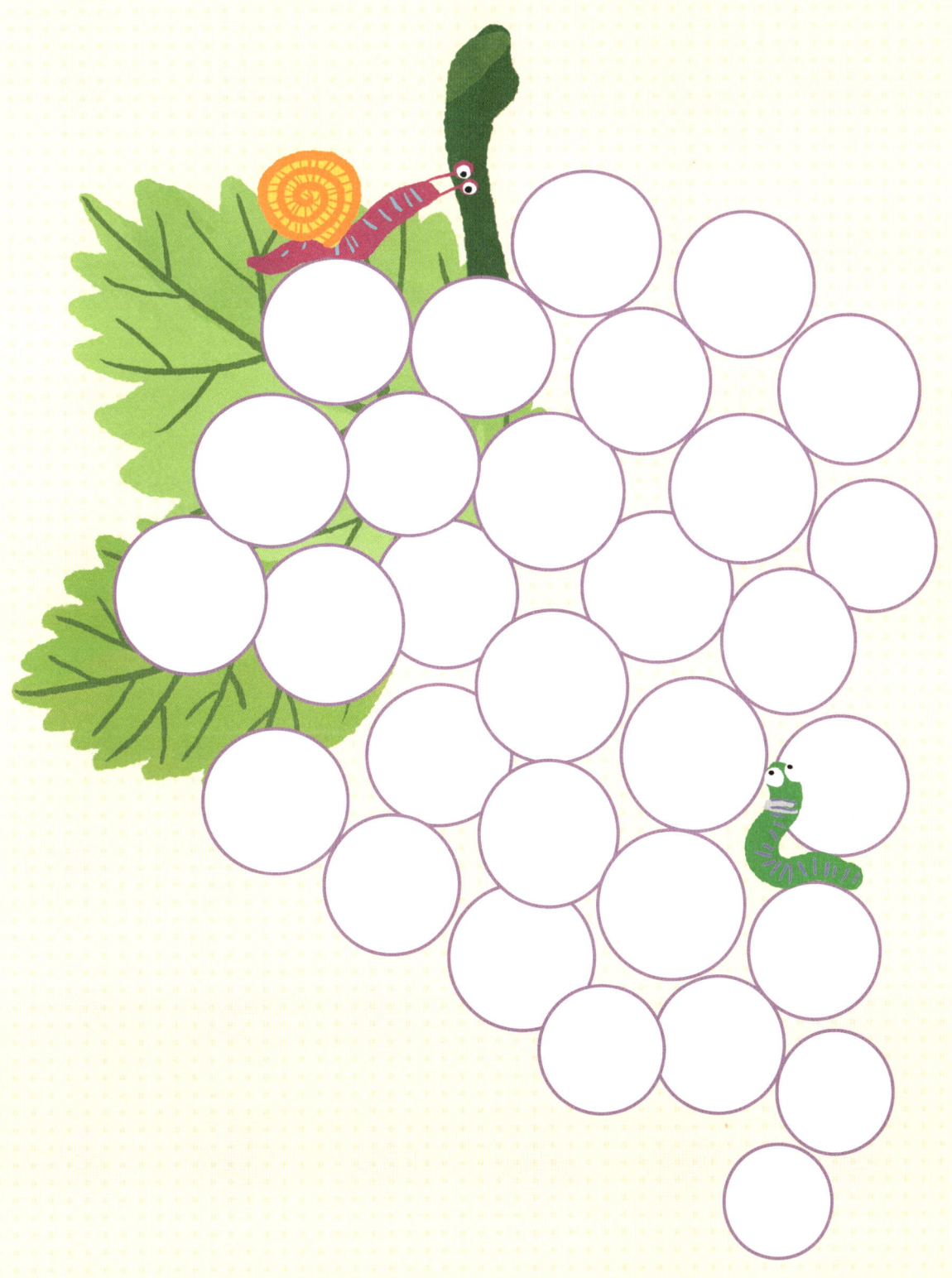

매일매일 10분, 슬렁슬렁 뇌 풀기

누구나 쉽게 할 수 있어요!

날짜와 날씨를 확인해요
날마다 비슷한 생활이 계속되면, 날짜 감각이 떨어지기 쉬워요. 일부러라도 매일 날짜와 날씨를 확인하고 시간 개념을 갖는 일은 뇌를 젊게 하는 좋은 습관이지요.

하루 1꼭지, 한 달 1권
심심풀이 놀이 삼아 하루 1꼭지씩, 어느새 한 달 1권을 뚝딱 풀어낼 거예요. 문제를 풀고 답을 생각하는 연습을 자연스럽게 30일 동안 계속할 수 있지요. 규칙적으로 무언가를 꾸준히 하는 경험은 뇌세포를 튼튼하게 만들어 준대요.

뇌세포를 쏙쏙! 자극해요
8가지 인지 능력(기억력, 지남력, 지각력, 집중력, 판단력, 시공간력, 수리력, 언어력)을 골고루 키울 수 있어요.

스스로 1권을 다 풀어낸 성취감은 정말 뿌듯하답니다.

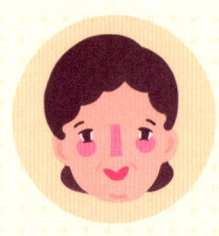

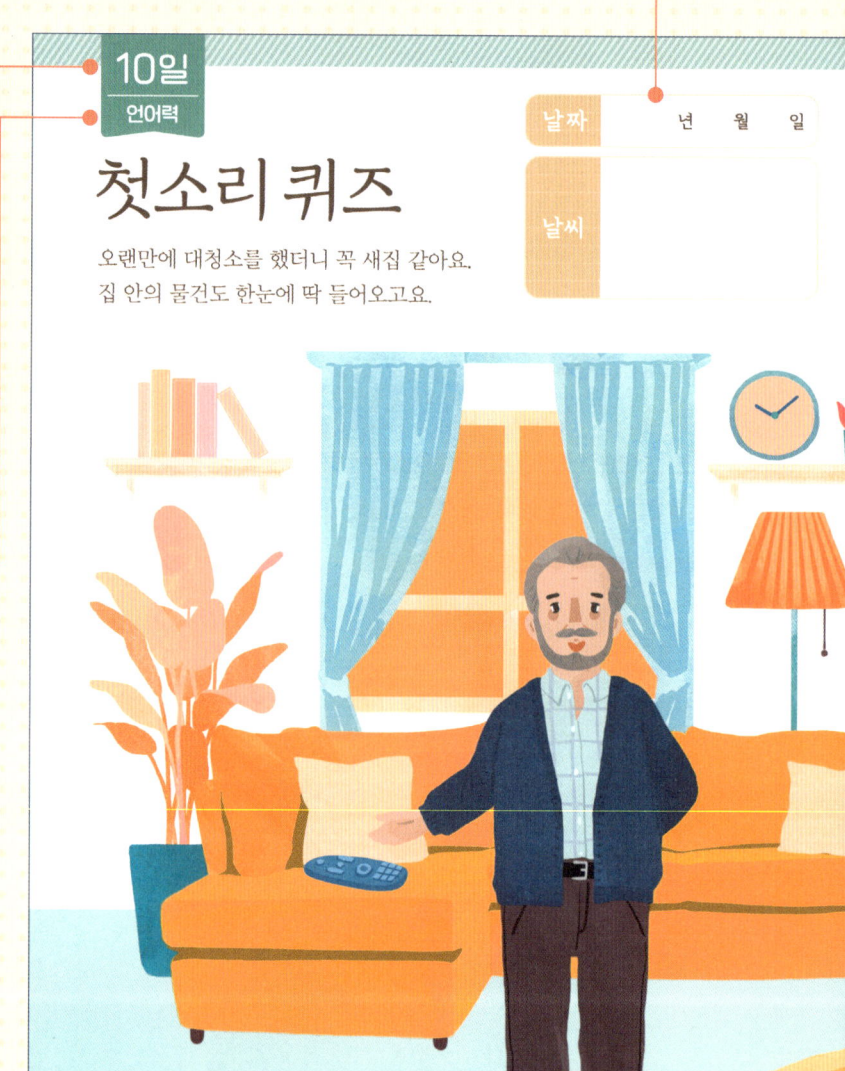

10일 언어력

첫소리 퀴즈

오랜만에 대청소를 했더니 꼭 새집 같아요. 집 안의 물건도 한눈에 딱 들어오고요.

날짜 년 월 일
날씨

우리 뇌는 쓸수록 총명해져요. 새로운 말을 배우거나 복잡한 계산을 할 때 뇌세포가 반짝거린대요. 잘하든 못하든 결과에 상관없이 새로운 자극을 받는 것 자체가 우리 뇌를 젊게 만들어요. 하지만 실생활에서 꾀를 짜내는 건 좀처럼 쉽지 않잖아요. 그래서 『치매를 예방하는 하루 1장, 말랑말랑 뇌 운동』을 추천해 드려요. 가벼운 마음으로 하루 1꼭지씩 풀다 보면, 재밌는 놀이도 되고 저절로 뇌 운동도 되거든요.

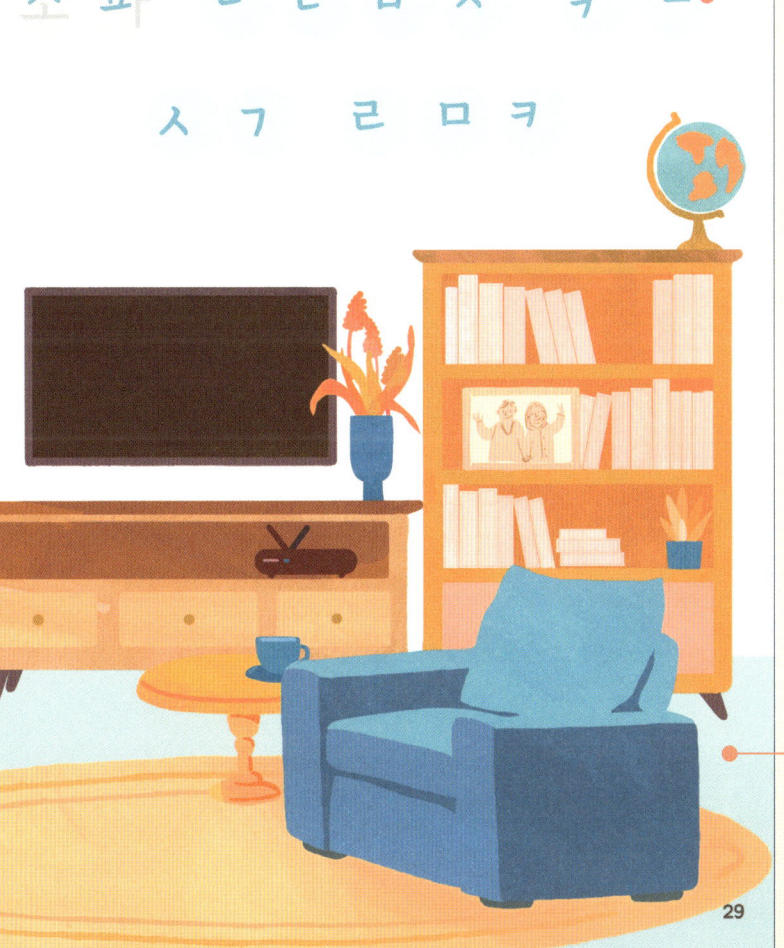

아래의 첫소리로 시작하는 물건을 그림에서 찾아 이름을 완성하세요.

소 파 ㅌ ㄹ ㅂ ㅈ ㅋ ㅌ

ㅅ ㄱ ㄹ ㅁ ㅋ

다양한 활동을 체험해요
쓰기, 오리기, 그리기 등 다양한 활동을 곁들여 뇌 운동을 재밌게 체험할 수 있어요. 더불어 손 활동(가위 오리기, 글자 쓰기), 눈 활동(길 찾기, 따라 그리기), 입으로 하는 활동(노래 부르기) 등을 활용해 뇌세포뿐 아니라 뇌세포와 연결된 신경 세포, 운동 세포까지 자극할 수 있도록 꾸몄어요.

일상에서 뇌 운동을 시작해요
텃밭 채소 키우기, 장보기 같은 일상의 모습에 다양한 인지 활동을 녹여 넣었어요. 실생활 곳곳에서 뇌 운동을 연습할 수 있지요.

차례

1일	나의 텃밭	지각력	…………	10
2일	나의 노래	기억력	…………	13
3일	수 세기	수리력	…………	14
4일	길 찾기	시공간력	…………	16
5일	다른 그림 찾기	지남력	…………	18
6일	종이 인형	지남력	…………	20
7일	고사성어	언어력	…………	23
8일	천하 명필	집중력	…………	24
9일	짝꿍 퀴즈	지각력	…………	26
10일	첫소리 퀴즈	언어력	…………	28
11일	나는 요리왕	지각력	…………	30
12일	규칙 숫자	수리력	…………	32
13일	연상 단어	지각력	…………	33
14일	오목 대장	판단력	…………	34
15일	우리말 돋보기	언어력	…………	36

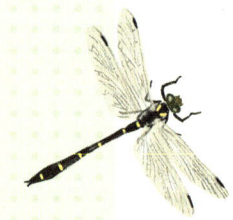
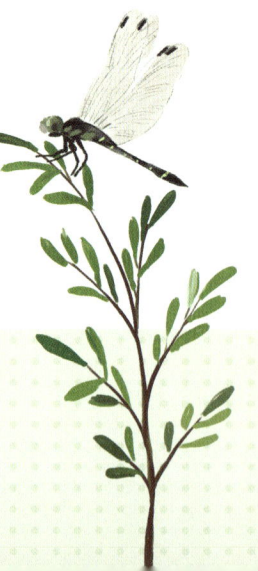

일차	제목	영역	쪽
16일	요즘 말 맛보기	언어력	38
17일	덧셈 박사	수리력	40
18일	종이 공예	집중력	42
19일	색칠 공부	지각력	43
20일	나도 화가	지각력	44
21일	나도 작가	언어력	46
22일	종이접기	지각력	48
23일	올가미 퍼즐	집중력	51
24일	똑똑 기억력	기억력	52
25일	화투 놀이	판단력	54
26일	따라 그리기	시공간력	56
27일	낱말 퍼즐	언어력	58
28일	세계 여행	기억력	60
29일	꽃 리스 만들기	집중력	62
30일	그림 퍼즐	시공간력	65

풀이는 67쪽에 있어요.

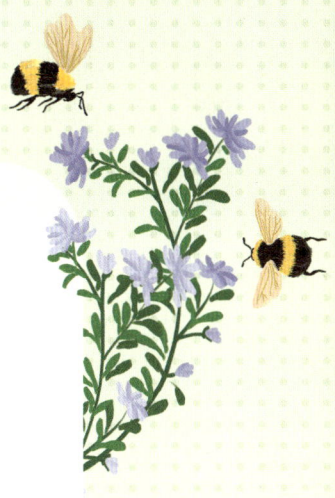
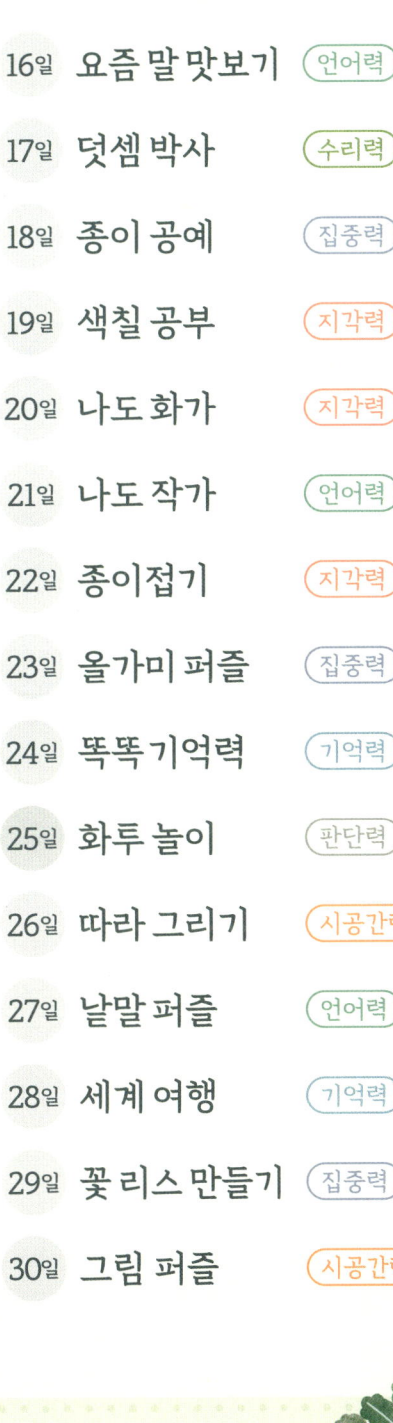
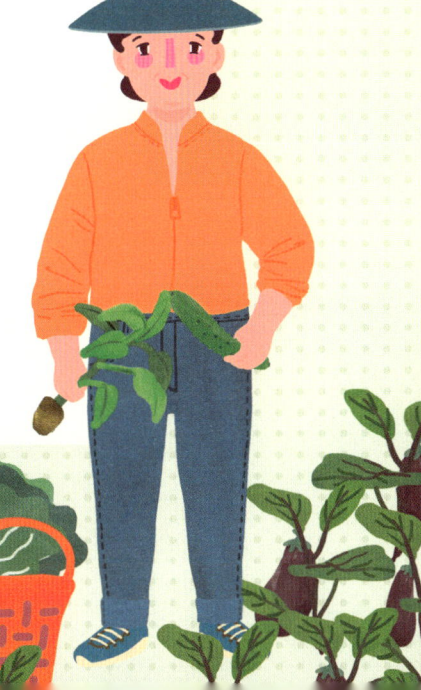

1일 지각력

나의 텃밭

동네 공터에 텃밭이 생겼어요.
마음에 드는 채소를 골라 나만의 텃밭을
가꾸어 볼까요?

날짜	년 월 일
날씨	

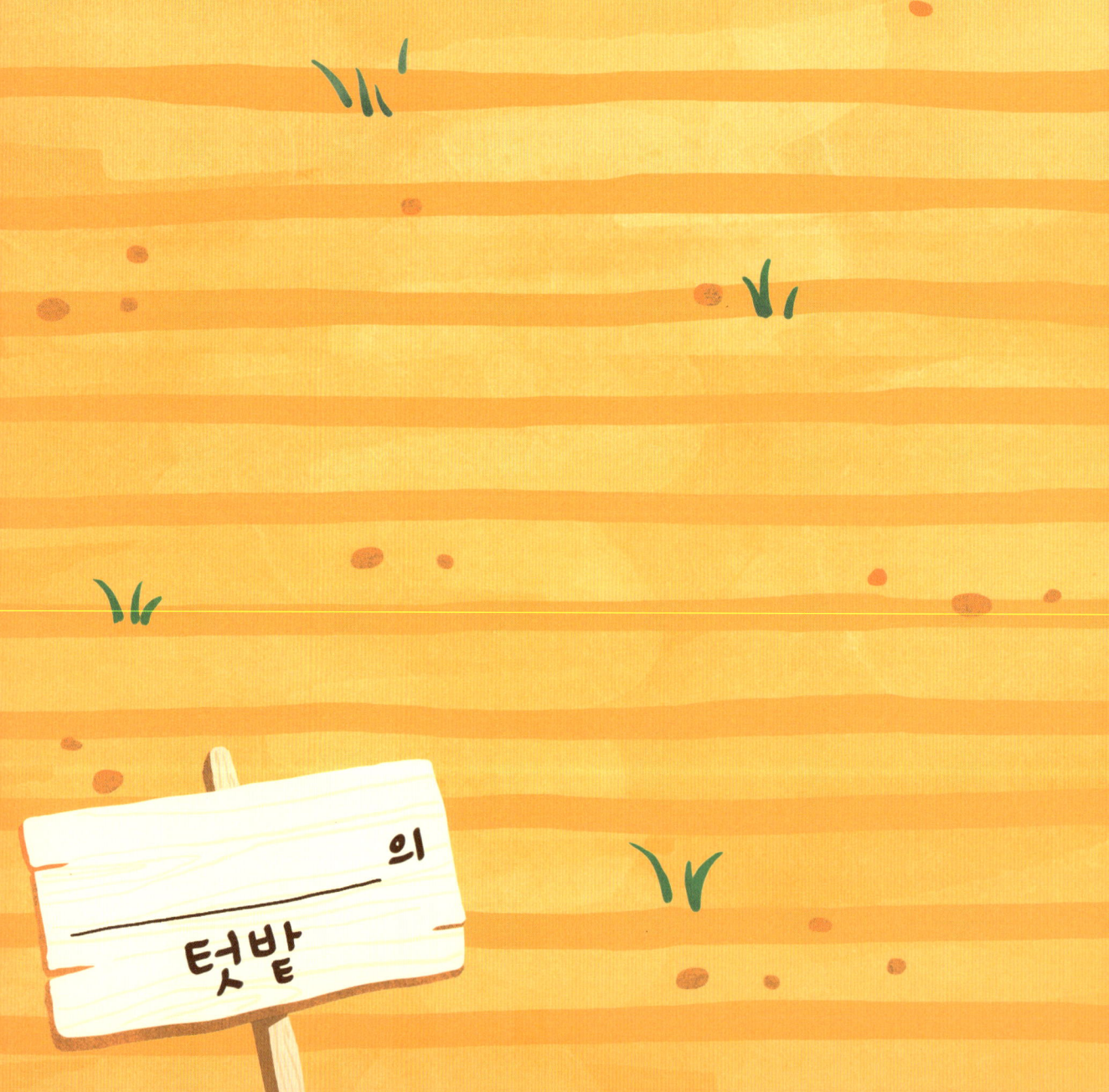

푸릇한 채소 모종이 가득하지요?
심고 싶은 모종을 오려서 텃밭에 붙여 주세요.

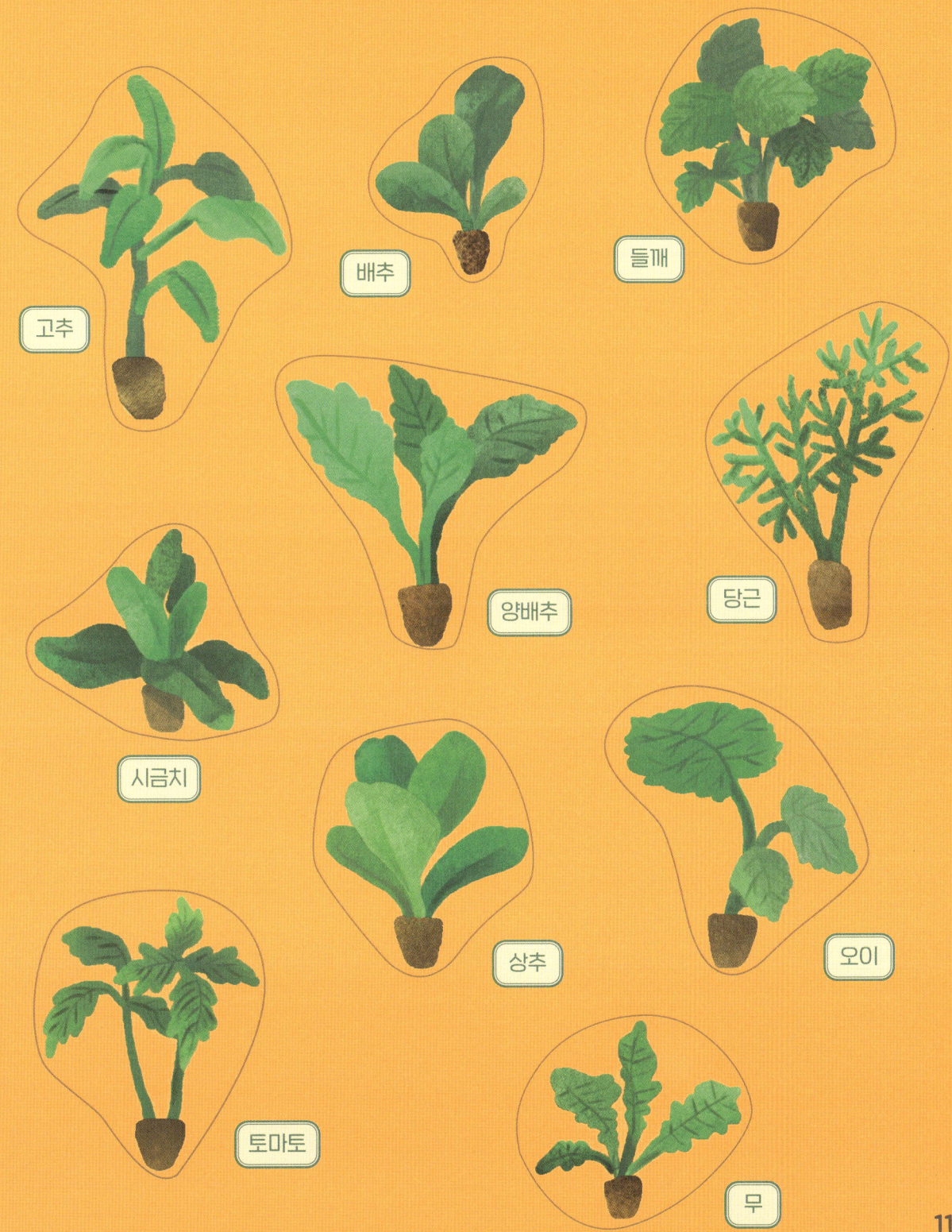

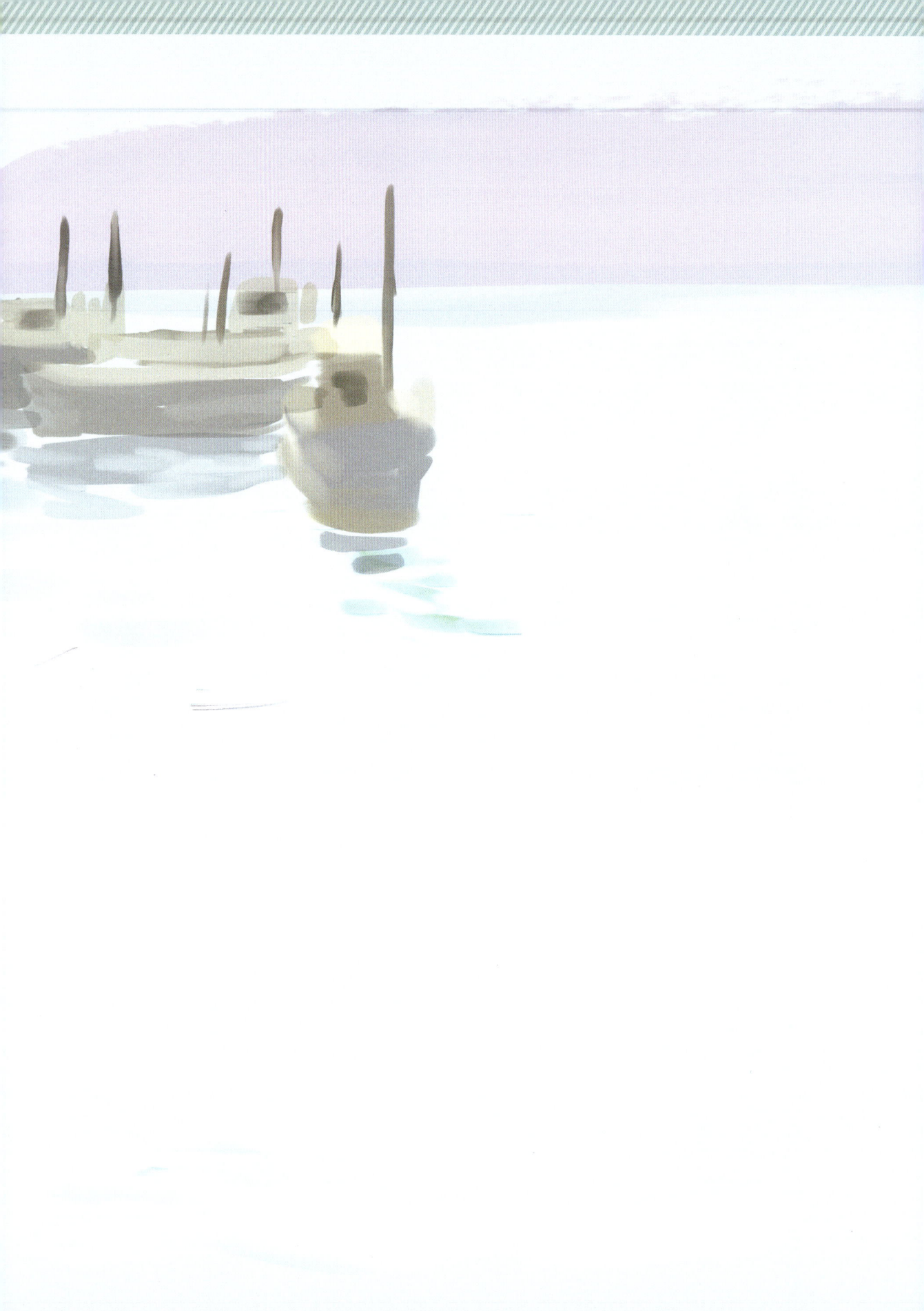

2일 기억력

나의 노래

라디오에서 좋아하는 노래가 흘러나오네요.
그런데 지나가는 트럭의 빵빵 소리에
묻혀서 노랫말이 잘 안 들려요.
노랫말을 떠올려 부르면서 빈칸을 채워 주세요.

날짜	년 월 일
날씨	

힌트 노랫말 주변을 떠다니는 음표를 잘 살펴보세요.

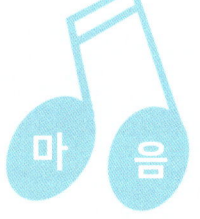

해~당화 피고 지~는　　　　　에

철새 따라 찾아온 총각 선생님

열아홉 살 섬 색시가　　　　을 바쳐

사랑한 그 이름 총각 선생님

엘랑 가지를 마오 가~지 마오

「섬마을 선생님」, 이미자

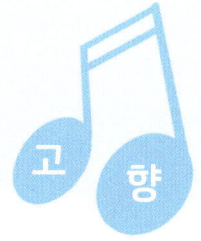

수세기

3일 수리력

정성껏 심은 모종들이 튼튼히 뿌리내리면 좋겠네요. 자, 이제 허리를 쭉 펴고 텃밭을 살펴볼까요?

날짜: 년 월 일
날씨:

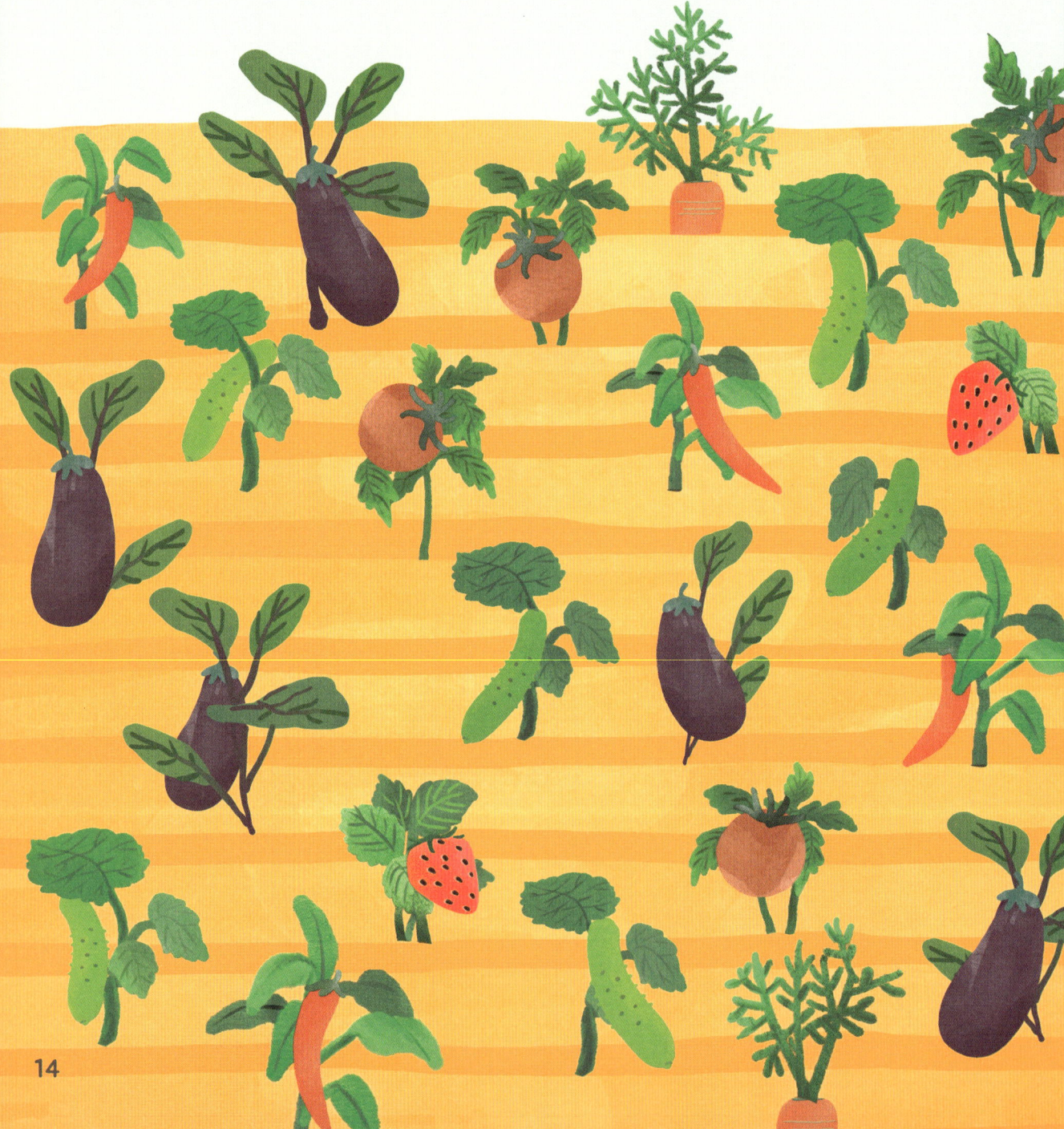

1 각 모종의 개수를 꼼꼼히 세어 보고, 개수만큼 예쁘게 색칠해 보세요.

2 이번엔 고추와 토마토의 개수를 합해 보아요. 모두 몇 개일까요?

 ☐ 개 + ☐ 개 = ☐ 개

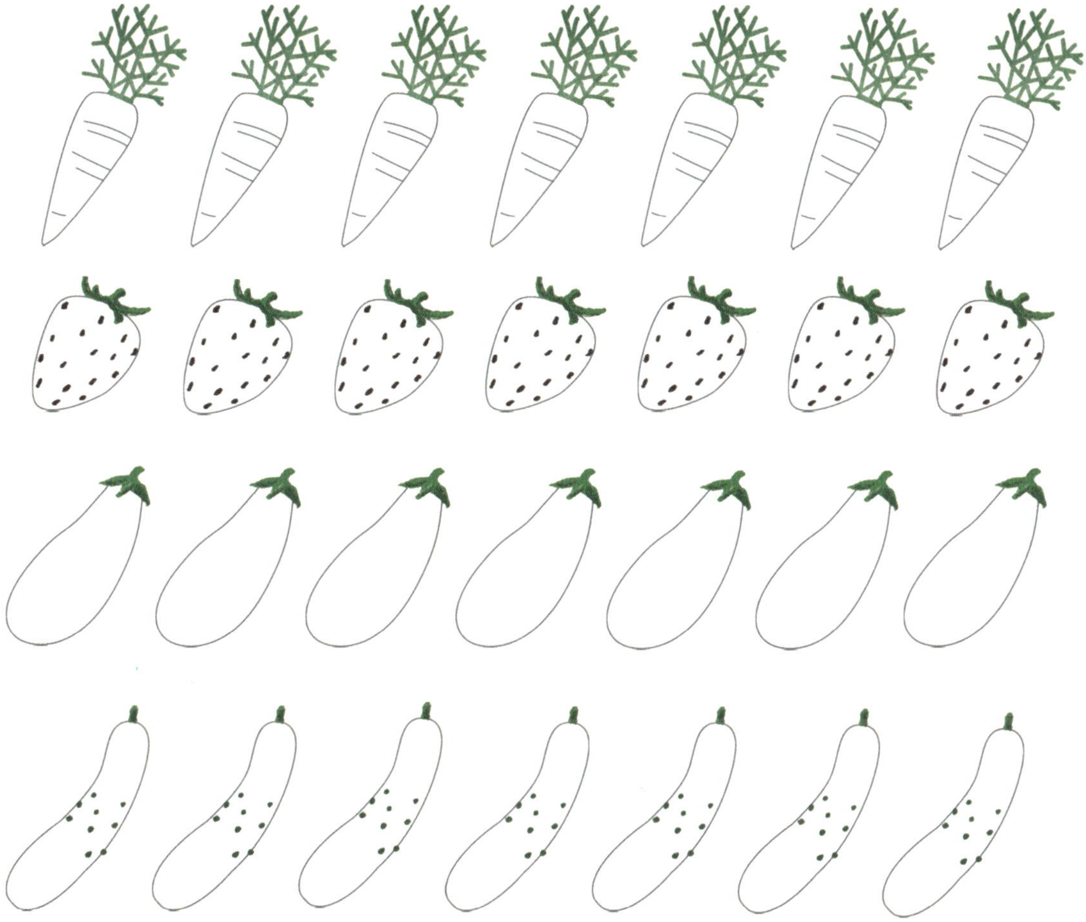

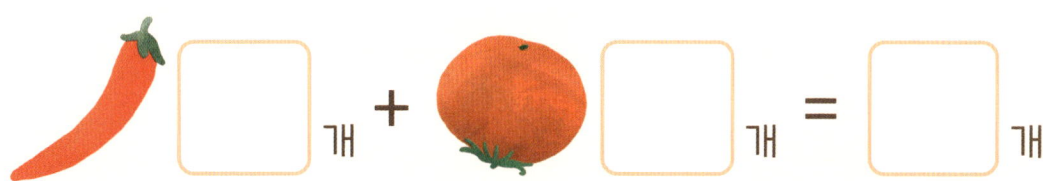

4일
시공간력

길 찾기

어머나! 벌써 시간이 이렇게 흘렀네요.
너무 늦기 전에 집으로 돌아가야겠어요.
아쉽지만 모종들과 작별 인사를 나누세요.

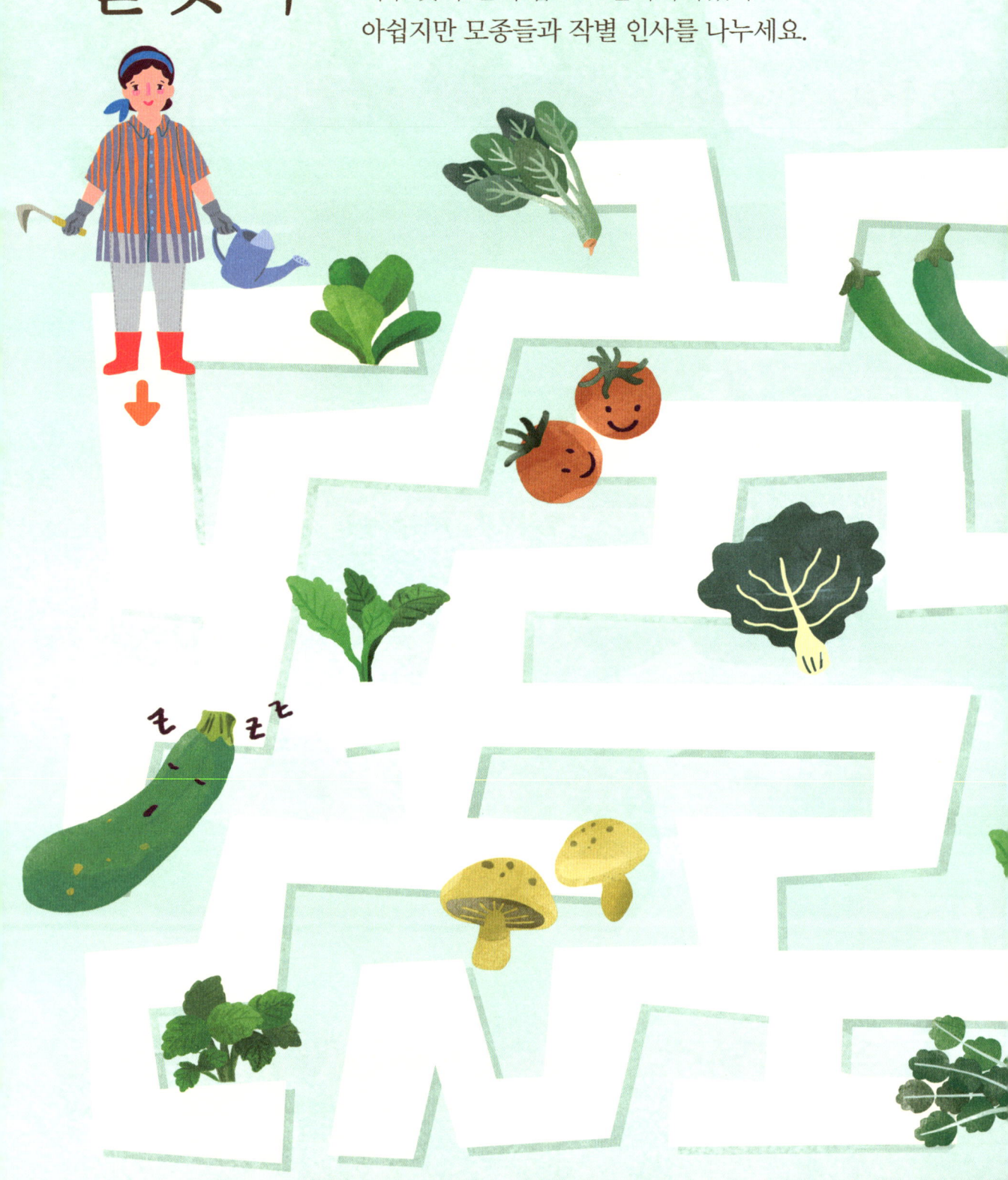

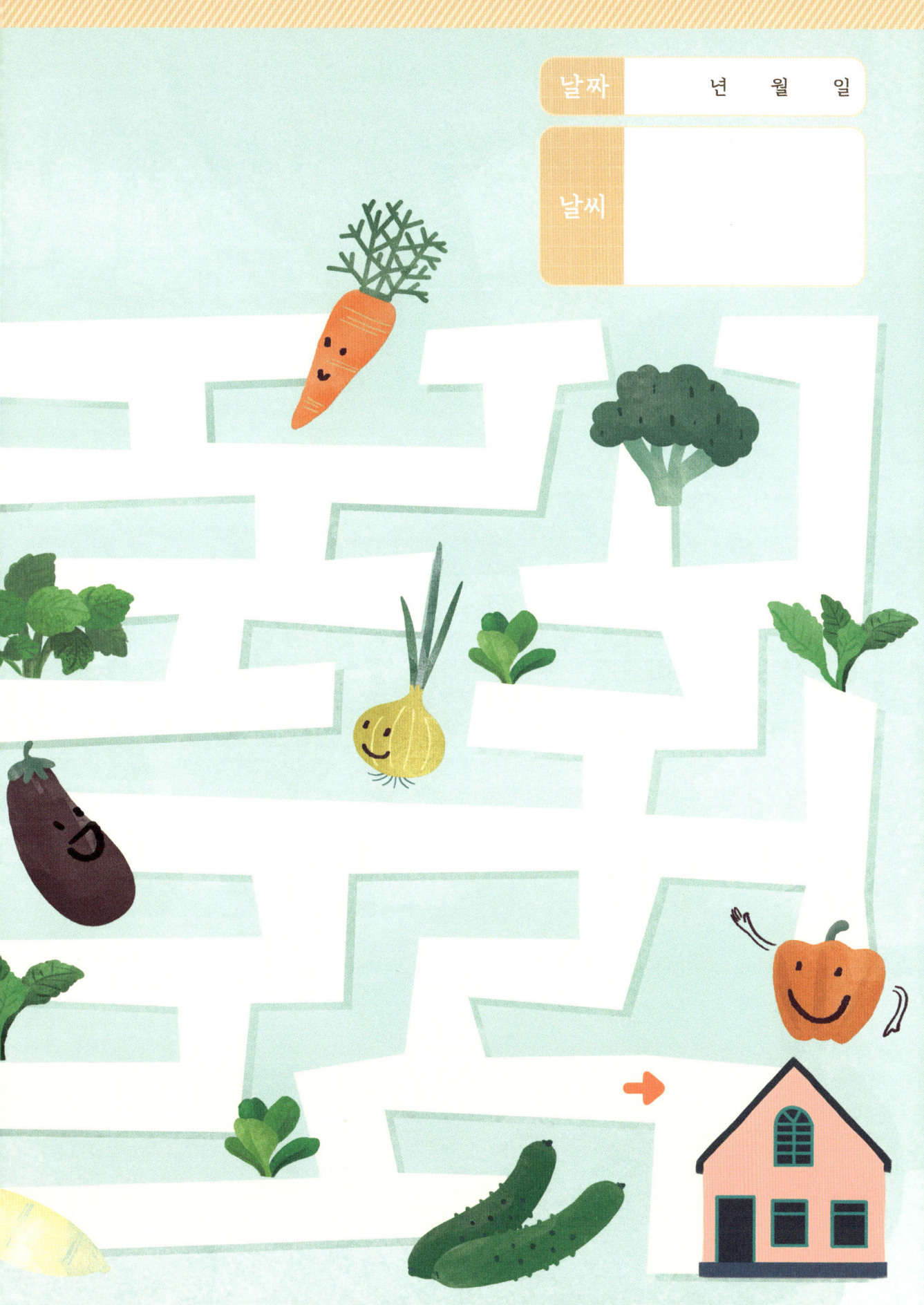

5일
지남력

다른 그림 찾기

집으로 돌아갈 채비를 마쳤나요?
그런데 아침에 텃밭에 왔을 때와
돌아갈 때의 모습이 조금 다르네요.

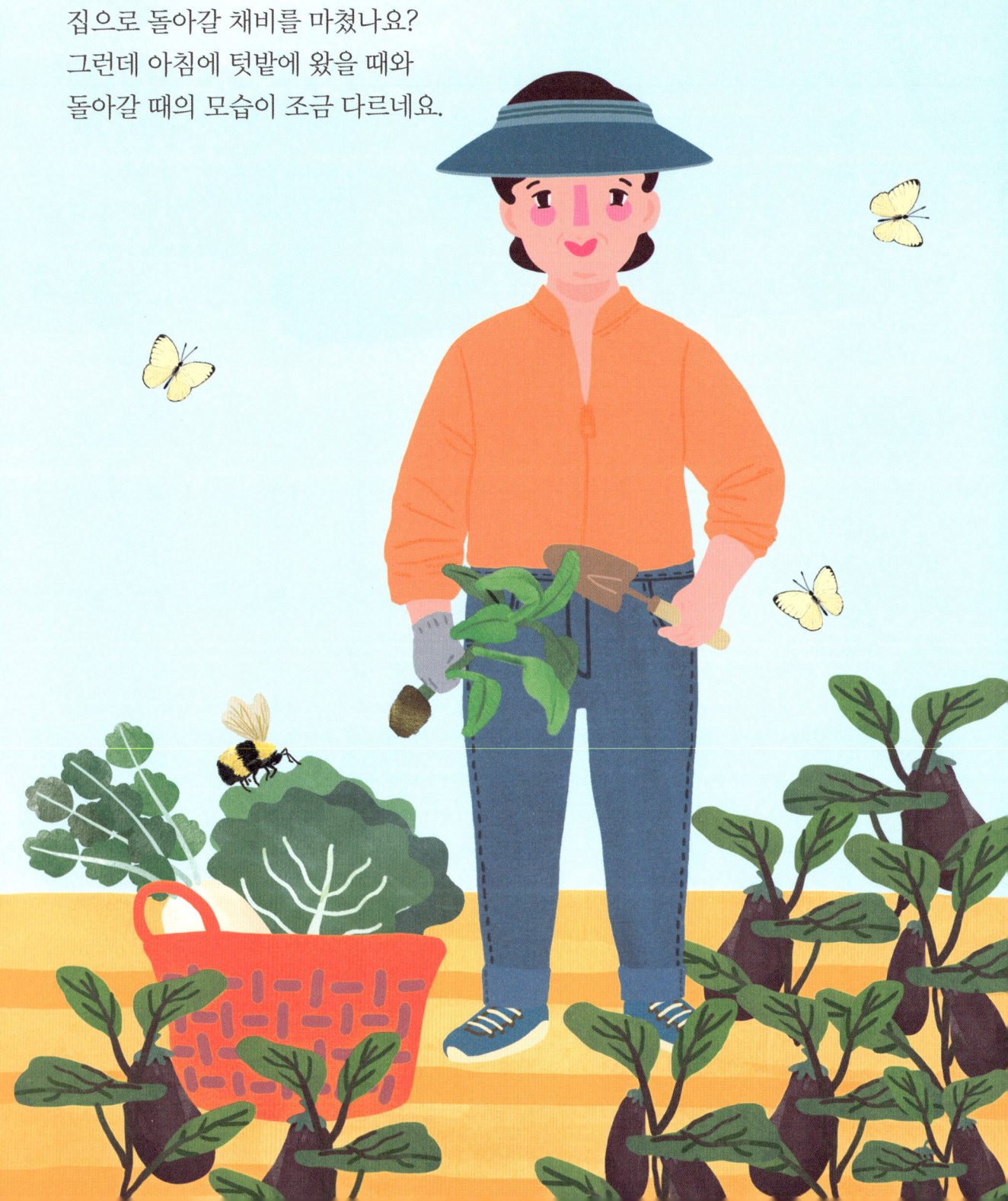

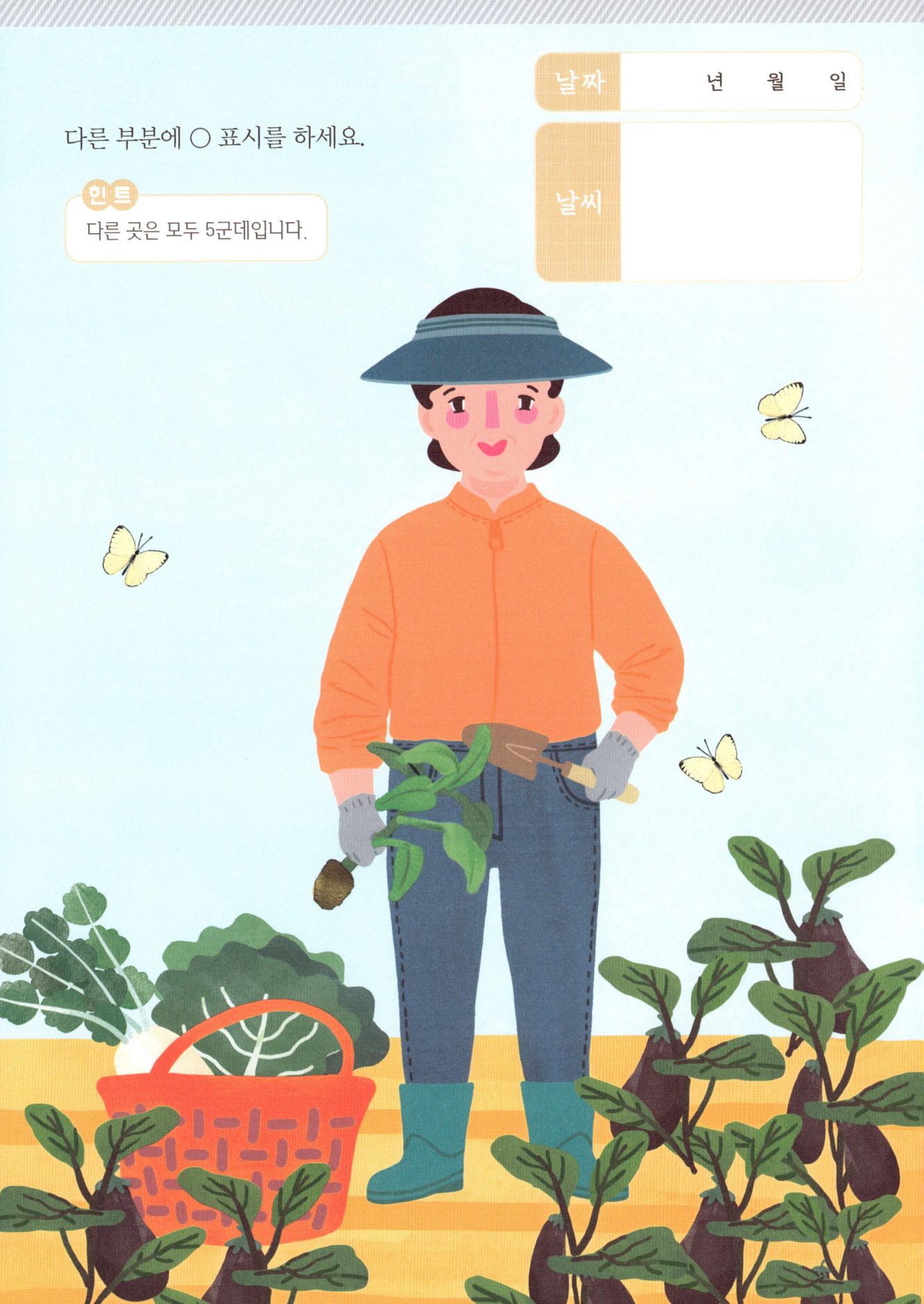

6일
지남력

종이 인형

텃밭에는 어떤 옷을 입고 가는 게 좋을까요?
일하기 편한 옷을 골라 가위로 예쁘게
오려서 풀로 붙여 주세요.

날짜: 년 월 일

날씨:

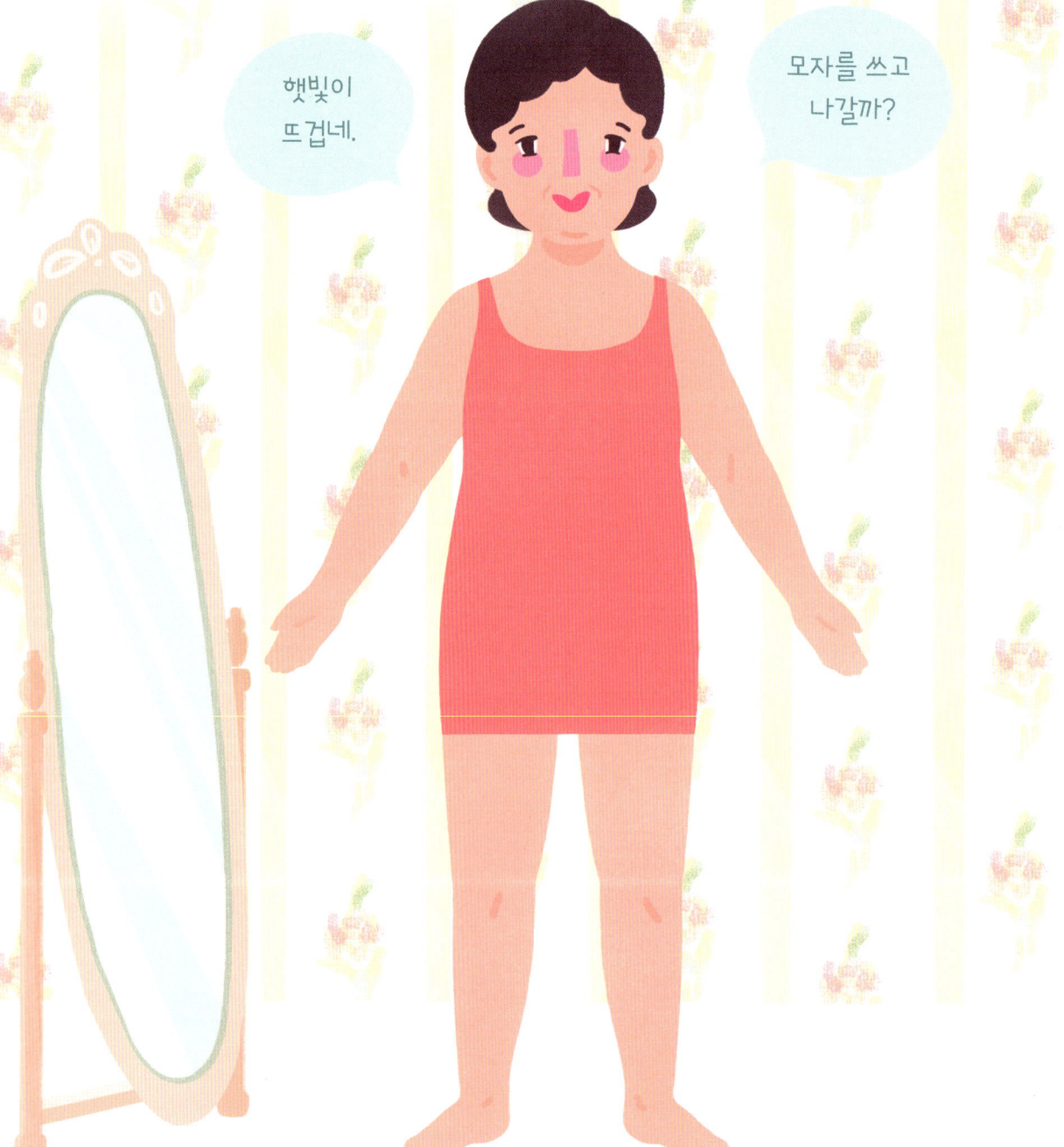

햇빛이 뜨겁네.

모자를 쓰고 나갈까?

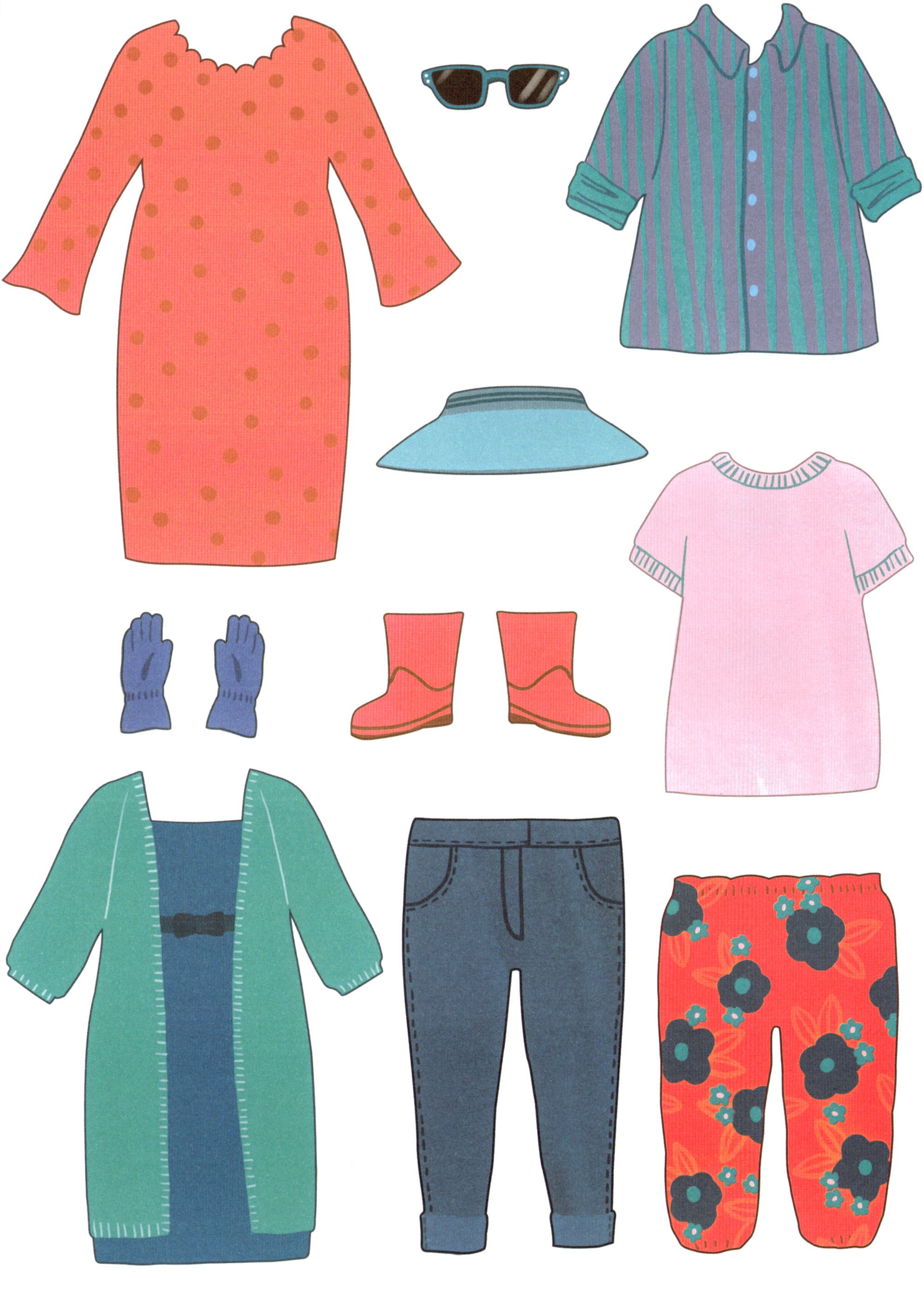

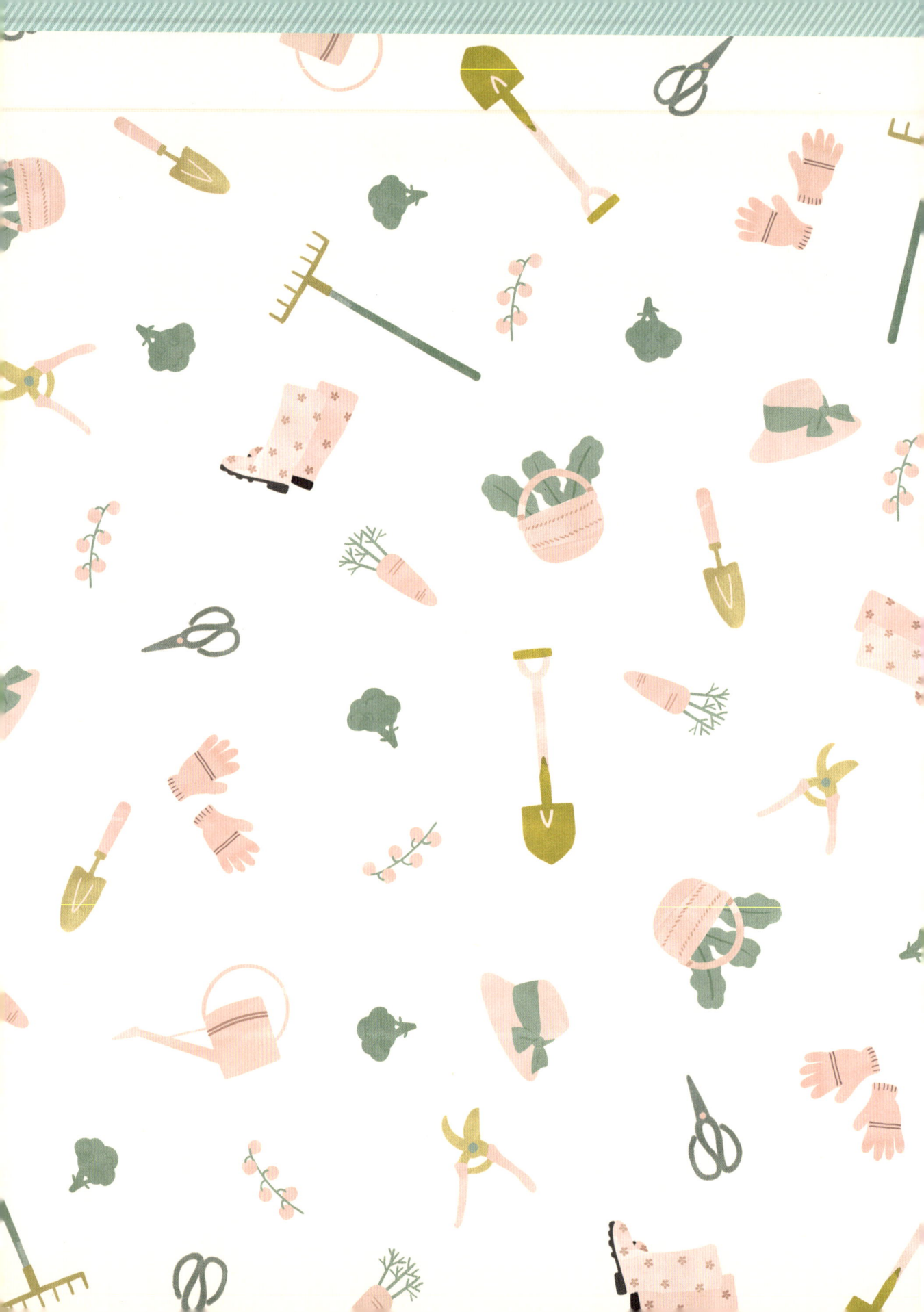

7일 언어력

고사성어

고사성어는 옛이야기에서 비롯된 한자어를 뜻해요. 아래 옛이야기를 읽고 나서, 빈칸에 알맞은 단어를 써넣으세요.

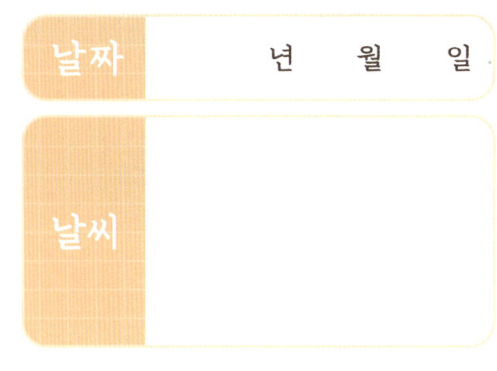

날짜	년 월 일
날씨	

옛날 중국 진나라에 차윤이라는 사람이 살았습니다. 차윤은 공부하는 것을 무척 좋아했으나 집이 가난해 등불을 켤 기름조차 살 돈이 없었습니다. 깊이 고민한 끝에 날아다니는 (㉠)을 잡아 그 빛으로 책을 비추어 공부했습니다.

같은 시대에 손강이라는 사람이 있었는데, 손강 또한 몹시 가난했습니다. 차윤처럼 등불을 켤 기름을 살 수 없었지요. 손강은 여러모로 궁리하다가 겨울에 쌓인 (㉡)에 반사되는 달빛을 의지해 책을 읽었습니다. 두 사람 모두 열심히 노력하여 나중에 높은 벼슬에 올랐고 세상에 크게 이름을 떨쳤습니다.

여기서 형설지공(螢雪之功)이란 고사성어가 나왔습니다.
㉠ (   ), ㉡ (   )과
함께한 노력이라는 뜻으로, 어려운 상황에서도 꾸준히 학문에 힘쓰는 자세를 가리킵니다.

8일
집중력

천하 명필

어제 배운 형설지공 이야기를 떠올려 보세요.
반딧불, 눈과 함께한 노력을 생각하며
빈칸을 채워 볼까요?

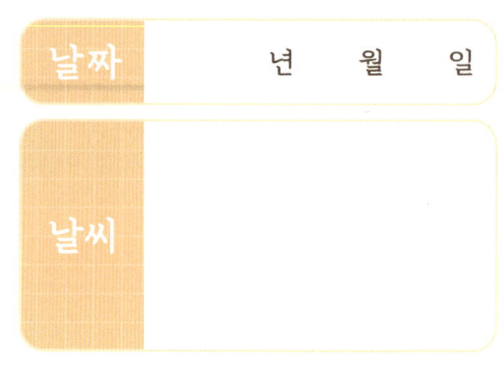
날짜　년　월　일
날씨

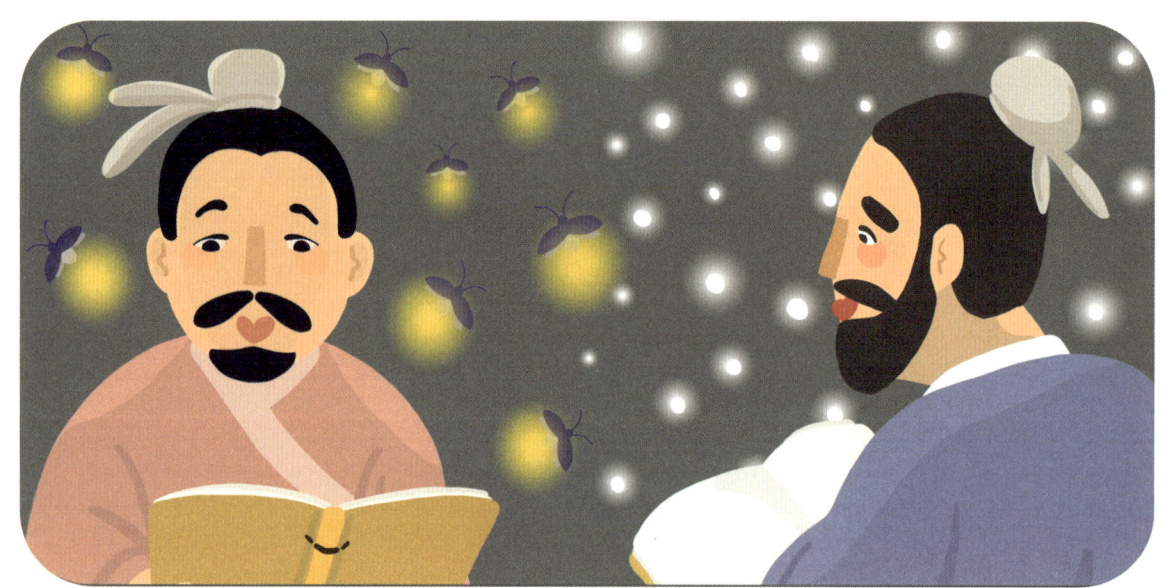

螢　雪　之　功
반딧불　눈　~의　공

어려운 처지에도 꾸준히 학문에 힘쓰는 자세

형설지공이라고 크게 소리 내서 읽으며 차근차근 써 보세요.
눈과 입과 손을 동시에 움직이는 활동은 두뇌 건강에 매우 좋답니다.

螢雪之功

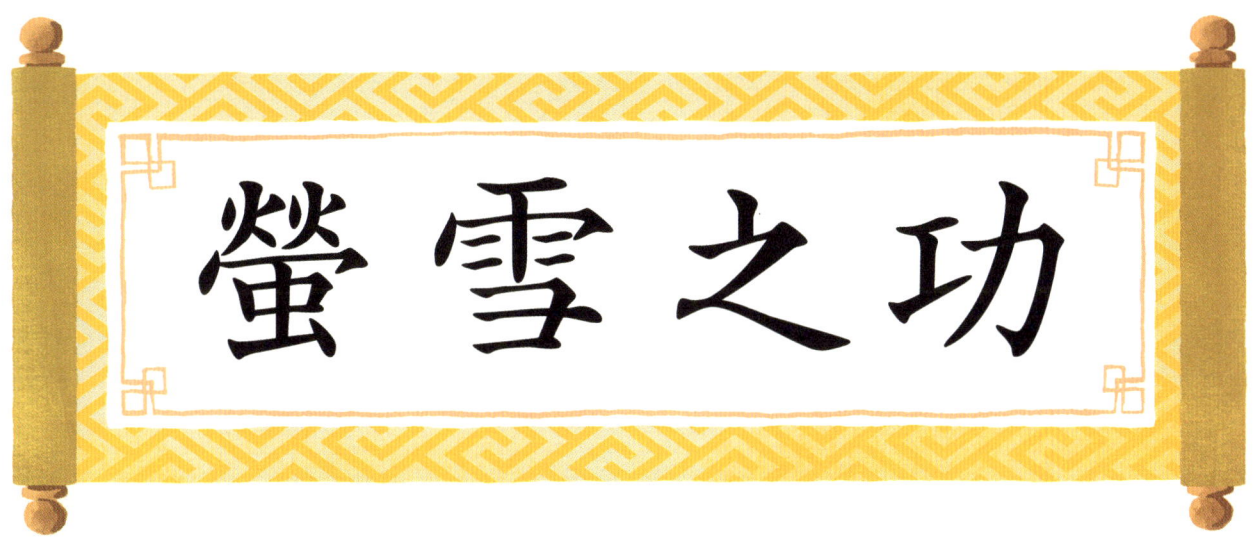

9일 지각력

짝꿍 퀴즈

맛도 좋고 건강에도 좋은 채소 4총사를 소개합니다.
어떤 채소에 대한 설명일까요?

길쭉하게 생긴
보라색 열매예요.
나물이나 볶음 요리로 먹어요.
변비 예방에 효과적이에요.

주황색 채소로
맛이 달아 생으로도 먹어요.
비타민 A가 많아요.

고구마의 친구예요.
주로 찌거나 구워 먹어요.
비타민 C가 많아
고혈압 환자에게 좋아요!

꼬투리 속에 알갱이가
여러 개 들어 있어요.
밭에서 나는
소고기라고 하지요.

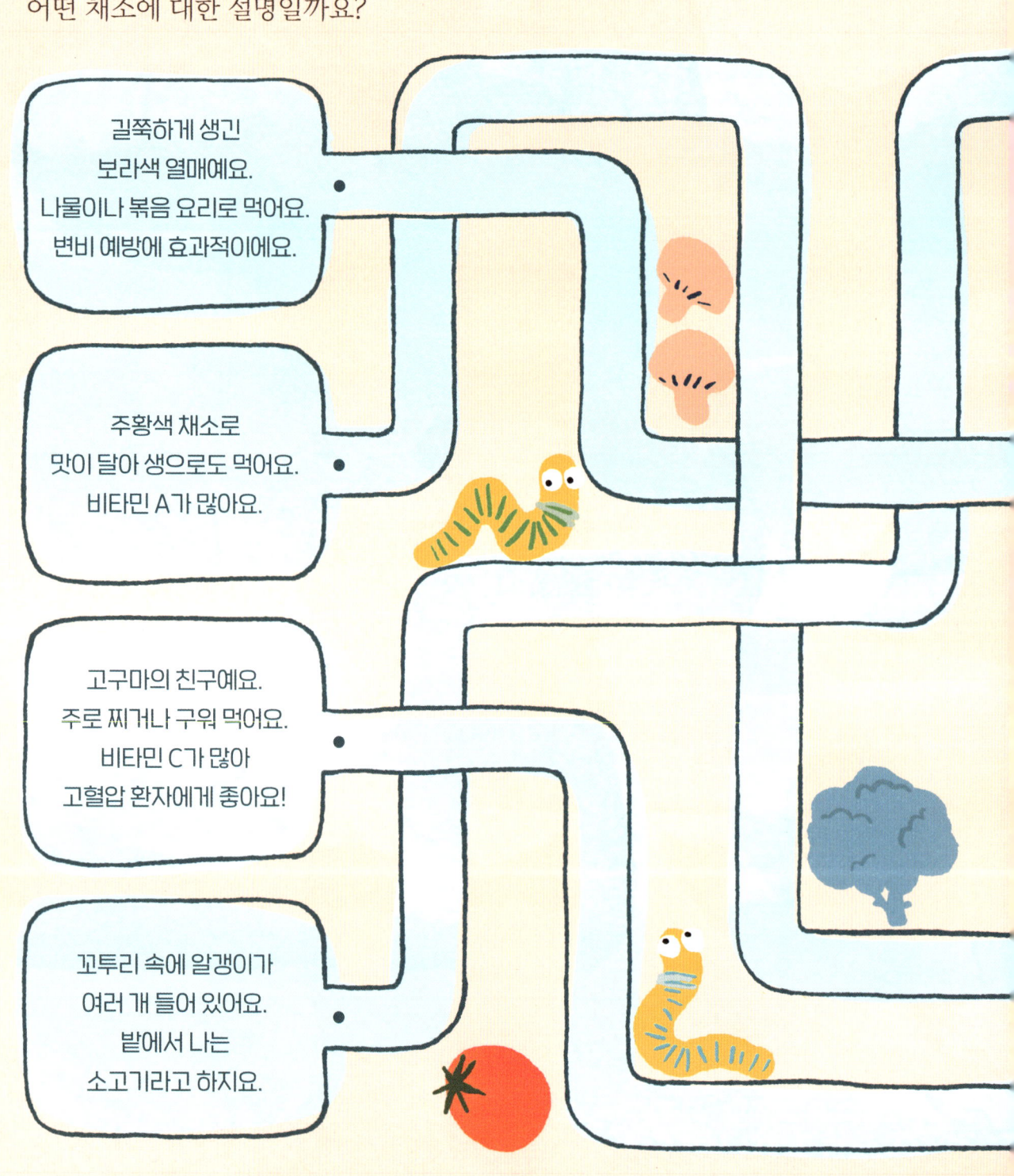

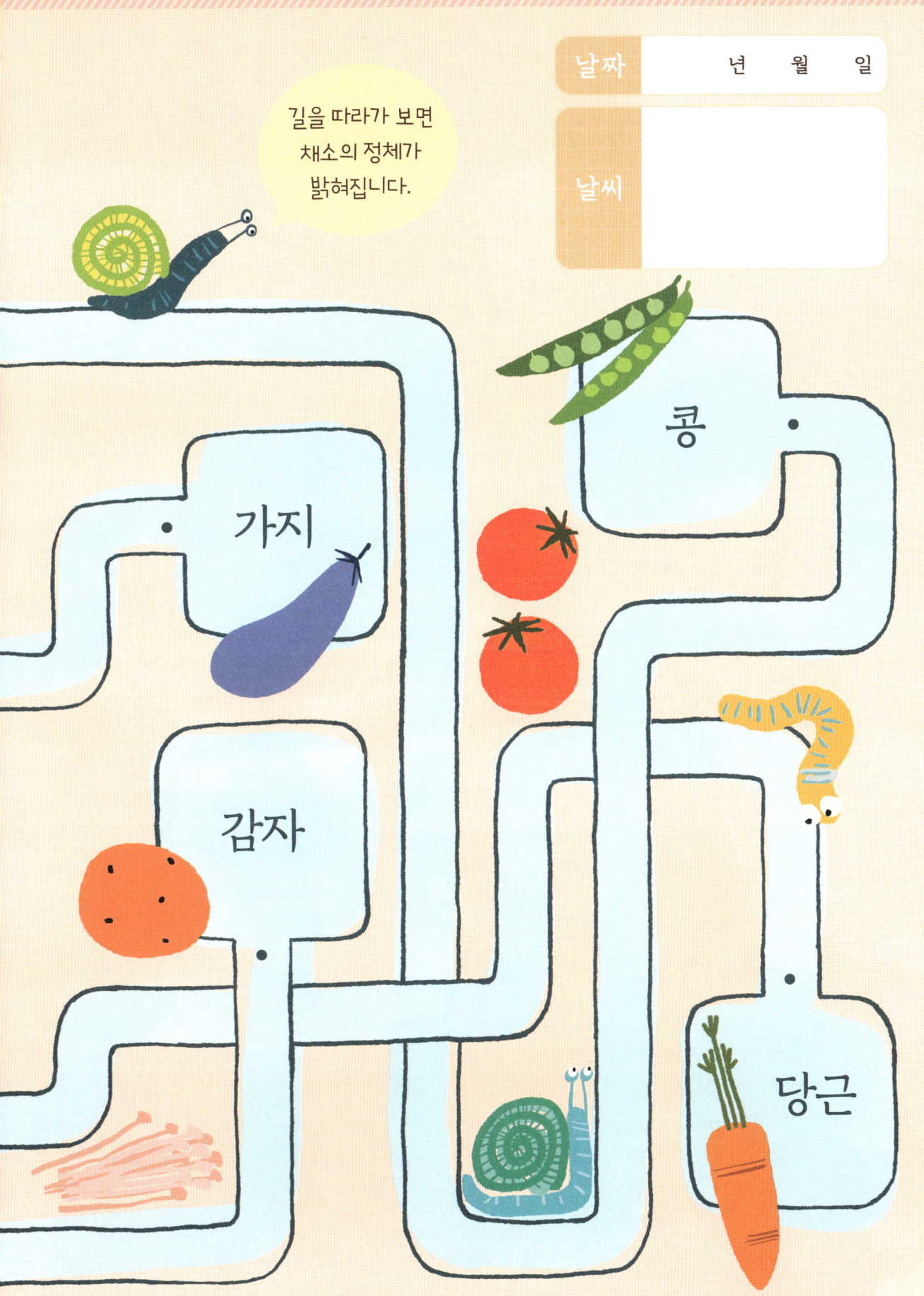

10일
언어력

첫소리 퀴즈

오랜만에 대청소를 했더니 꼭 새집 같아요.
집 안의 물건도 한눈에 딱 들어오고요.

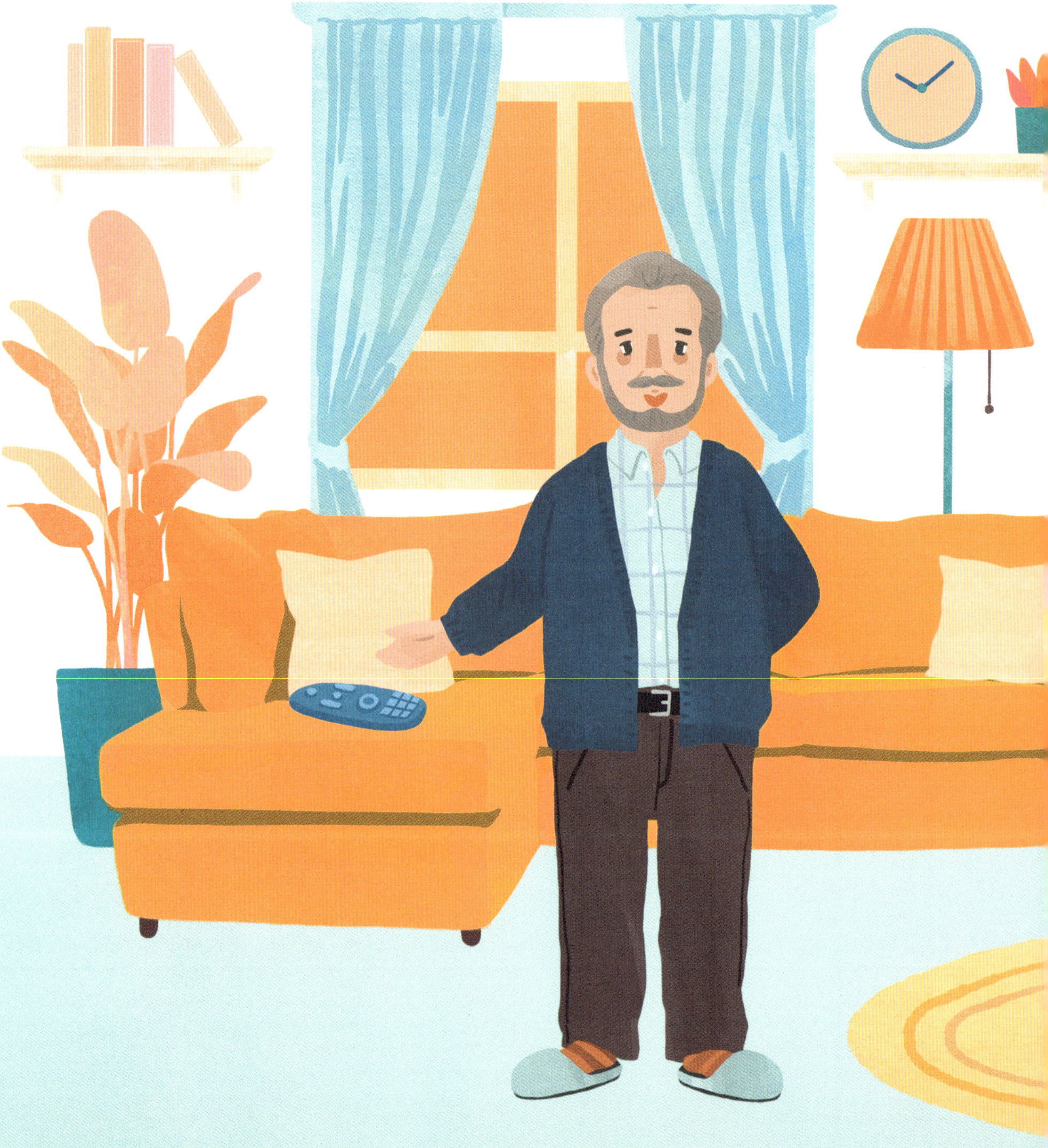

날짜   년   월   일

날씨

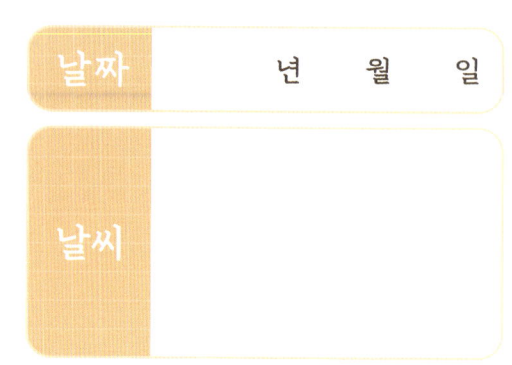

아래의 첫소리로 시작하는 물건을 그림에서 찾아 이름을 완성하세요.

소파   ㅌㄹ ㅂㅈ   ㅋㅌ

ㅅㄱ   ㄹ   ㅁㅋ

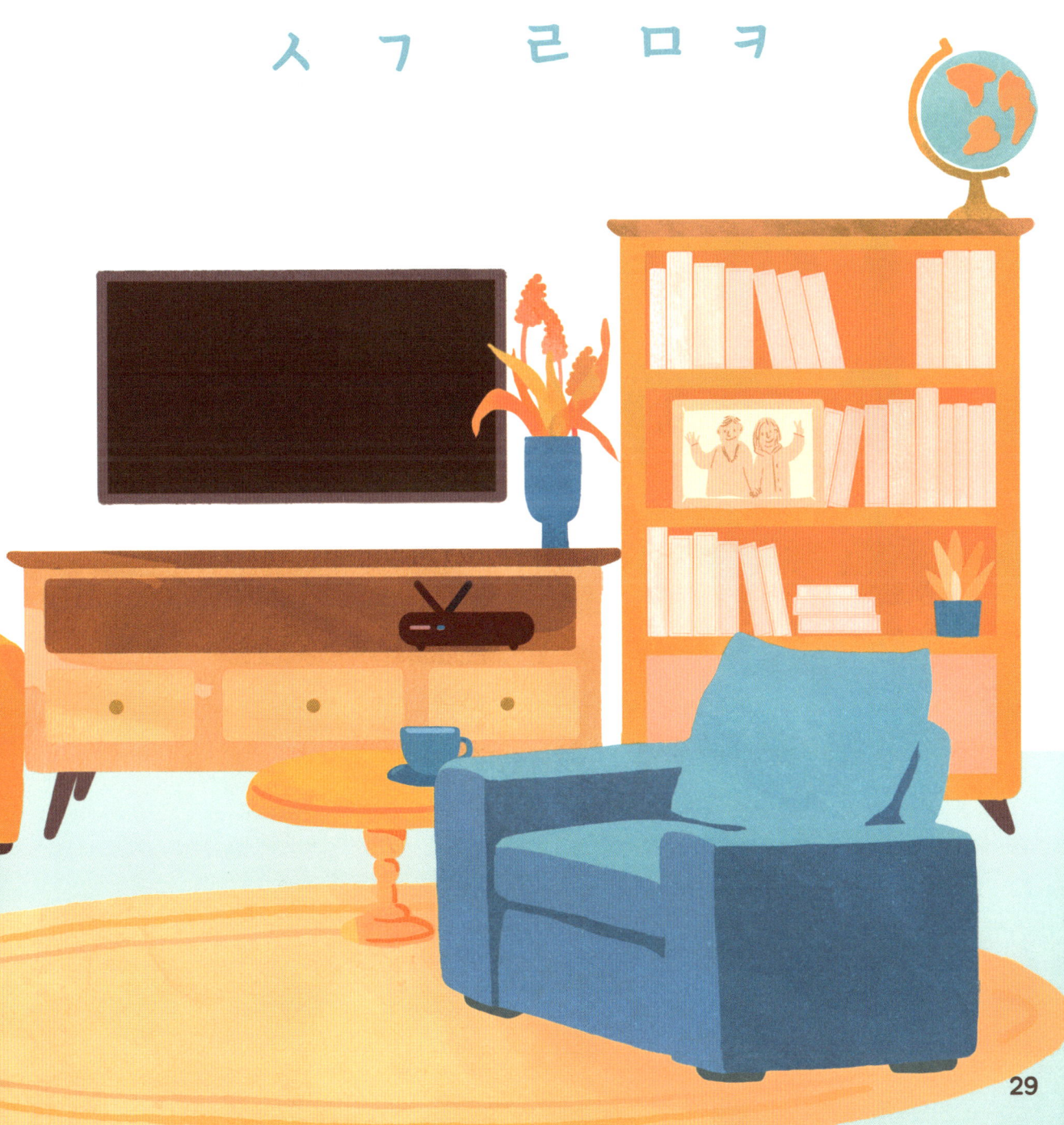

11일 지각력

날짜	년 월 일
날씨	

나는 요리왕

텃밭에서 방금 캐 온 시금치로
아삭한 시금치나물을 만들어 보려고요.
갓 지은 밥이랑 먹으면 꿀맛이겠죠?

① 시금치나물을 만들 때 필요한 재료에 ○ 표시를 해 주세요.

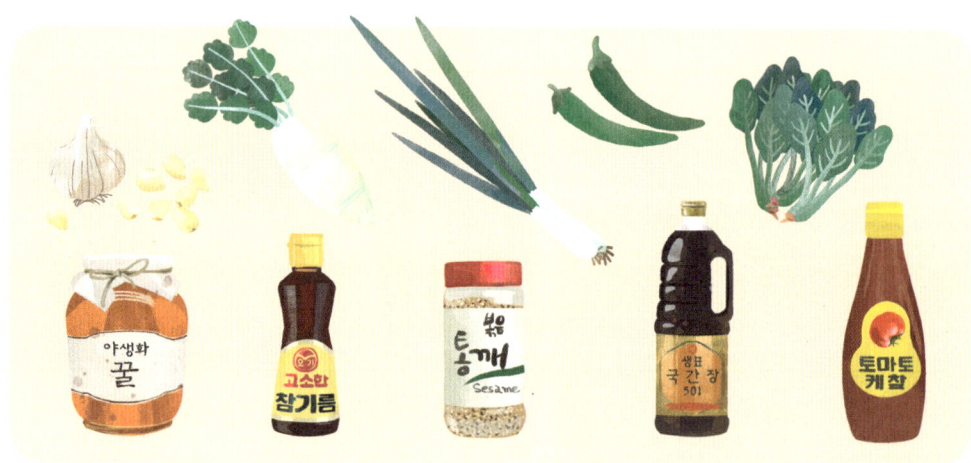

② 시금치나물을 만드는 요리 순서에 맞춰 번호를 써 주세요.

① 시금치의 누런 잎을 떼고 뿌리를 다듬는다.
② 찬물에 헹군 시금치를 꼭 짠다.
③ 국 간장, 다진 마늘, 파를 넣고 조물조물 무친다.
④ 다듬은 시금치를 흐르는 물에 여러 번 씻는다.
⑤ 데친 시금치를 찬물로 헹군다.
⑥ 끓는 물에 시금치를 넣어 재빨리 데친다.
⑦ 통깨를 솔솔 뿌리고 참기름을 1~2방울 떨어뜨린다.

❸ 드디어 완성! 따뜻한 밥과 시금치나물로 한 상을 뚝딱 차렸어요.
빈 그릇에 오늘 먹은 음식이나 평소 먹고 싶은 음식을 그려 보세요.
음식 이름을 써넣어도 괜찮아요.

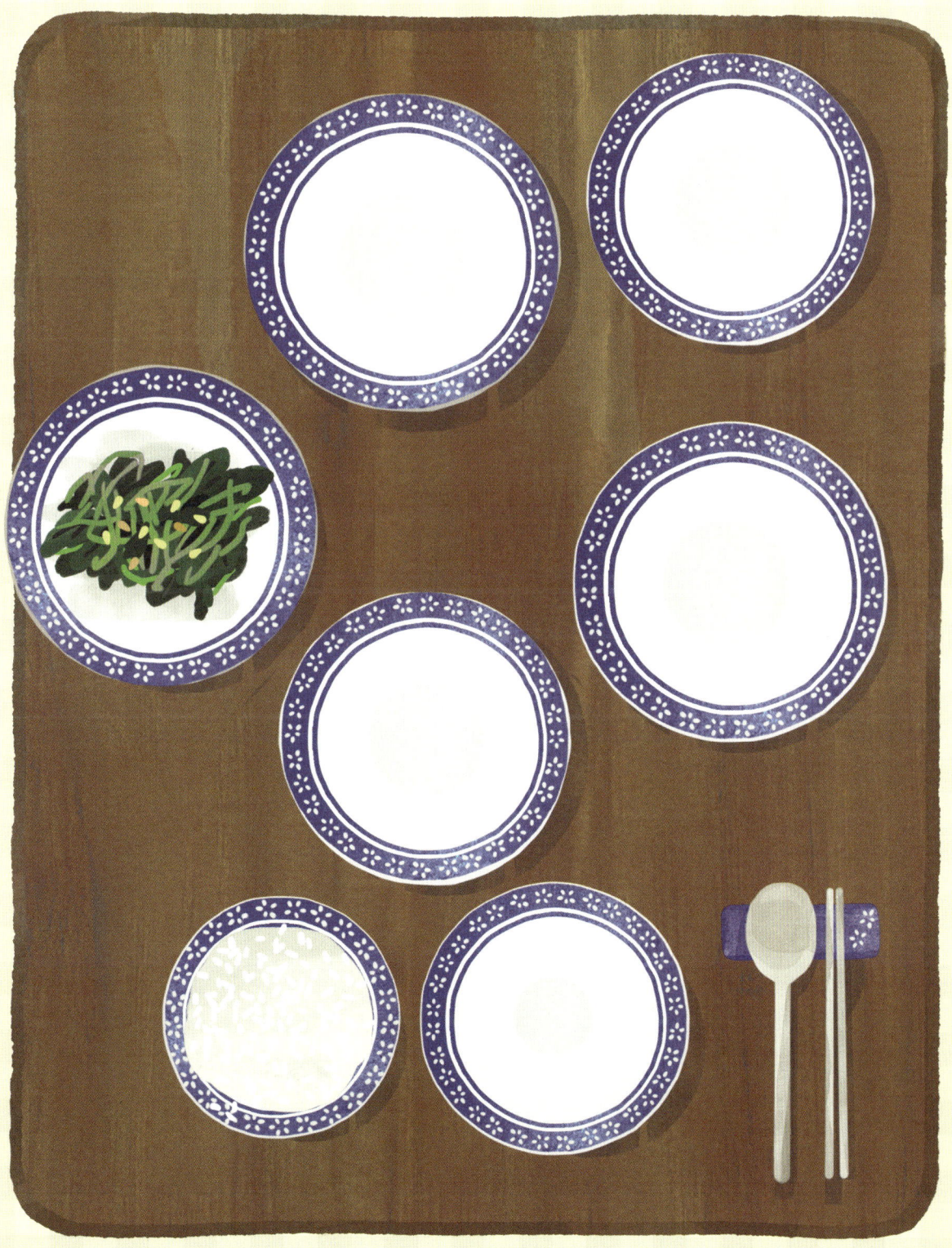

12일
수리력

규칙 숫자

어머나! 텃밭에 놓아 둔 숫자 자루가 푹 쓰러졌어요. 자루 주둥이가 열린 탓에 숫자들이 마구 쏟아져 나와 버렸네요. ○ 표시한 숫자를 잘 살펴보고 같은 규칙을 가진 숫자를 모두 찾아보세요.

날짜	년 월 일
날씨	

힌트
1,3,5는 홀수입니다.
홀수를 골라 주세요.

0 2
26 27 13
  31 7 ③
9 ① 14 8
    33
    17 6 35
28 21 29 ⑤ 30
    4 12
19 18 10 22 25
    11 15
  24   16
    34 23 20 32

13일
지각력

연상 단어

내년에는 텃밭에 어떤 농작물을 심으면 좋을까요? 잎사귀 색깔과 같은 색깔의 농작물을 떠올려 보고 이름을 써넣으세요.

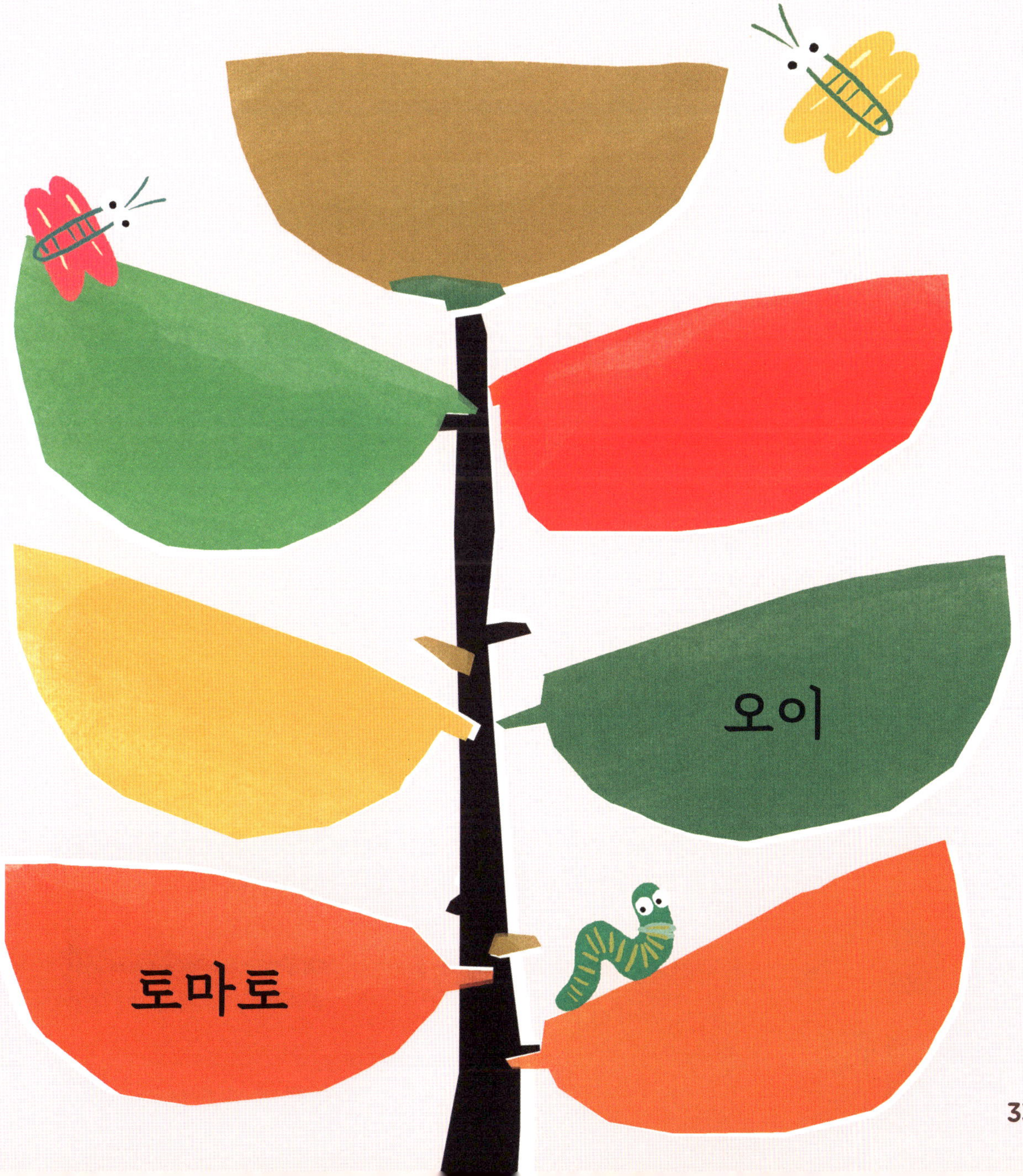

날짜	년 월 일
날씨	

오이

토마토

14일
판단력

오목대장

동네 친구와 오목 시합 중이에요.
내가 검은 돌, 친구가 흰 돌이지요.
이번이 내 차례인데, 어디에 검은 돌을 놓으면
친구를 이길 수 있을까요? 검은 돌을 놓을 자리를 표시해 보세요.

날짜   년   월   일

날씨

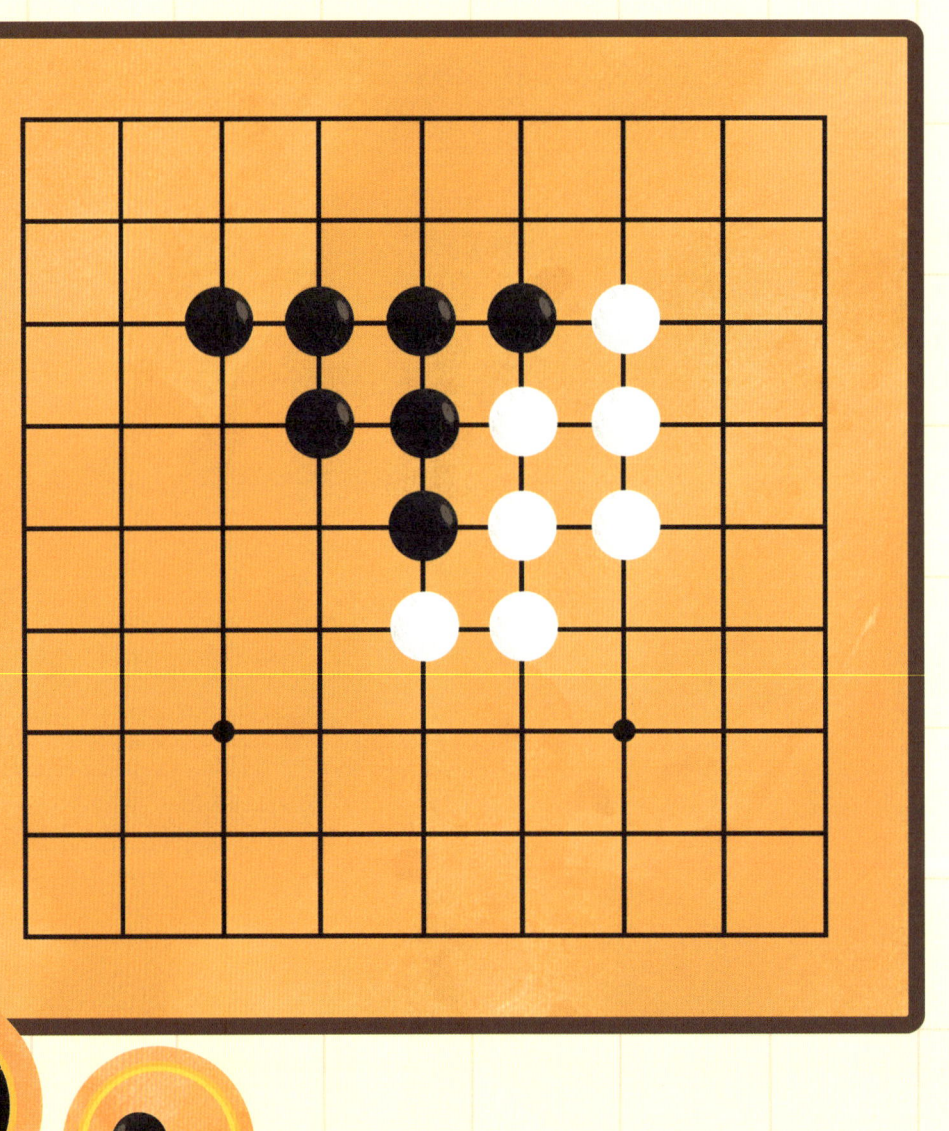

하하하! 내가 이겼어요. 친구가 툴툴대며 한 판 다시 붙재요.
이번에는 내가 흰 돌이에요. 흰 돌을 어디에 두어야 또 이길까요?

힌트
오목 놀이는 한 줄로 5개의 돌을 잇따라 먼저 놓는 사람이 이기는 게임이에요.

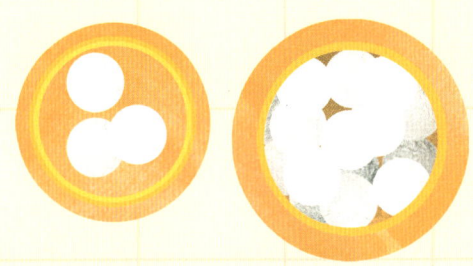

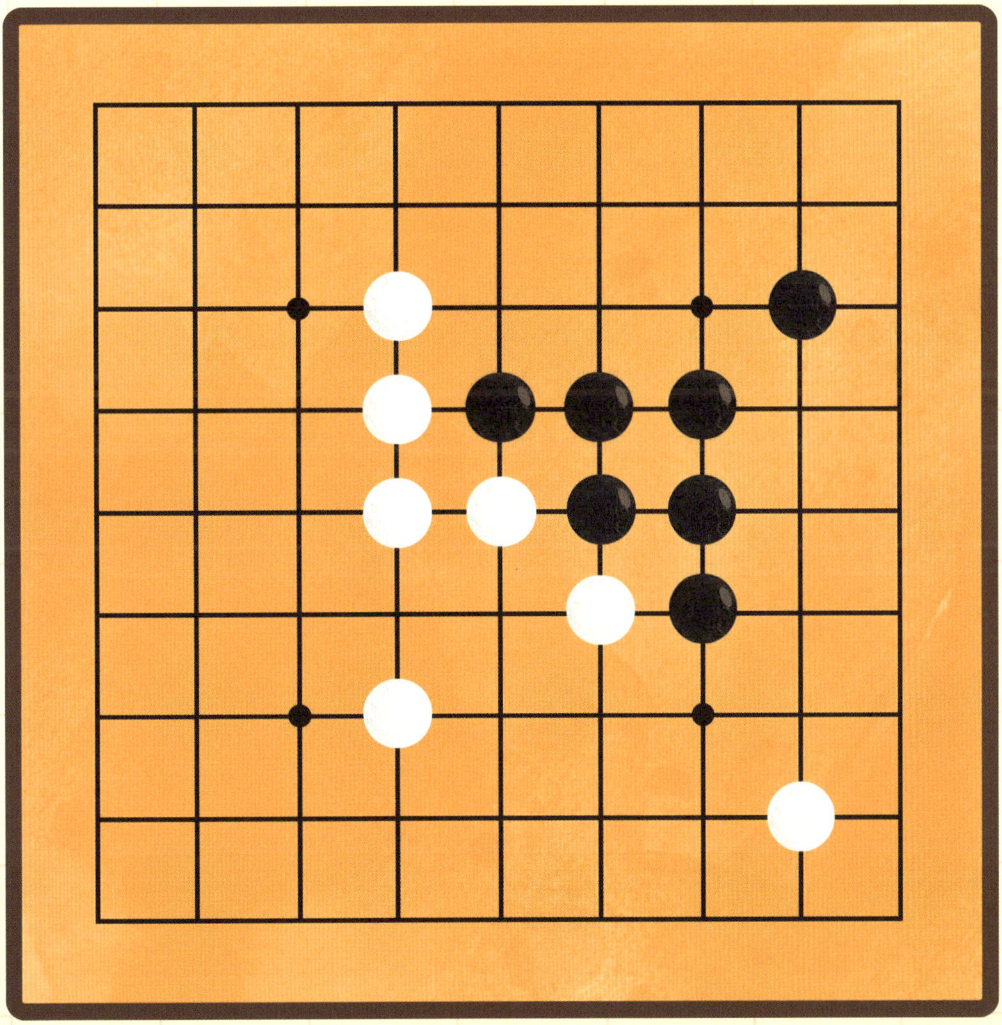

15일
언어력

날짜	년 월 일
날씨	

우리말 돋보기

집 앞 쇼핑센터에 놀러 왔어요. 옷 가게, 화장품 가게, 신발 가게, 없는 게 없네요. 완전 별세상이에요. 가게 간판의 글씨도 어찌나 이상야릇한지 한참 쳐다봤다니까요. 나도 모르게 이런 말이 튀어나왔지요.

" ◯◯◯ 이잖아. 대체 무슨 말이람."

이래서 이 말이 생겼대요

빈칸에 들어갈 말은 고양이의 발과 개의 발을 뜻해요.
옛날에 고양이와 개는 집 밖에서 지냈어요.
그래서 늘 발이 흙투성이었지요.
흙발로 깨끗한 집 안을 돌아다니면 어떻게 될까요?
여기저기 어지럽게 발자국이 찍혔겠죠?
그 모습이 휘갈겨 쓴 글씨와 비슷하다고 해서 글씨를 되는대로
아무렇게나 써 놓은 모양을 이렇게 말하기 시작했대요.

① 빈칸에 들어갈 말을 알아채셨나요?

② 첫 글자와 마지막 글자를 이용해서 끝말잇기를 해 보아요.

16일
언어력

요즘 말 맛보기

시대가 바뀌면서 새로운 말이 많이 만들어졌어요. 아래의 요즘 말을 맞혀 보며 이참에 요즘 말 공부를 시작해 보면 어떨까요?

날짜	년 월 일
날씨	

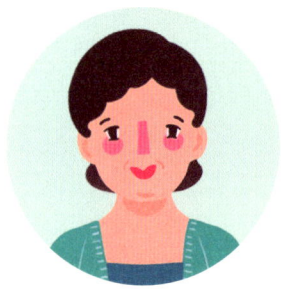

흔히 레스토랑 같은 서양식 음식점에서 식사를 다 먹고 난 뒤에 입가심으로 나오는 과자나 과일을 가리켜요. 요즘엔 케이크, 아이스크림, 파이 같은 달콤한 간식을 통틀어 이르는 말이에요.

세로 설명

① 마루 아래 같은 데 놓아서 디디고 오르내릴 수 있게 한 돌.

② 숟가락과 젓가락을 아울러 이르는 말.

③ 우승자의 상징.
  예) 박세리는 골프 대회에서 우승해서 ○○○를 받았어.

힌트
파란 네모 칸에 들어가는 단어가 여기서 쓰인 요즘 말이에요.

☐☐☐ 가게에서 파는 간식들이에요.
메뉴판을 잘 보고 빈칸에 알맞은 말을 써넣으세요.

cafe Menu

Drinks
- 아메리카노   3,500
- 카푸치노   3,500
- 버블티   3,500
- 밀크티라테   3,500
- 레몬차   3,500

Desserts
- 체리 케이크   3,500
- 딸기 케이크   3,500
- 치즈케이크   3,500
- 컵케이크   3,500
- 애플파이   3,500
- 마카롱   3,500
- 도넛   3,500

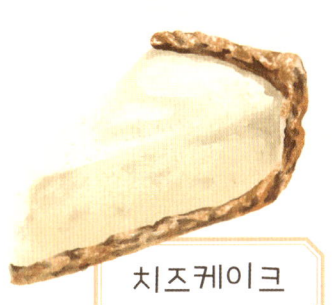
치즈케이크

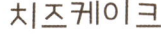

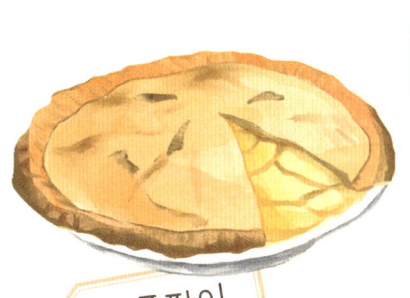
애플파이

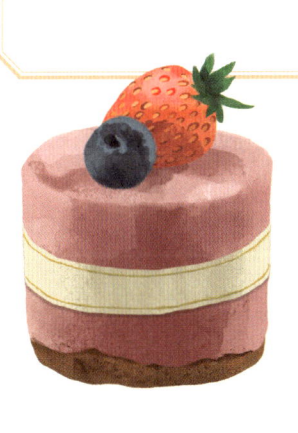

카푸치노

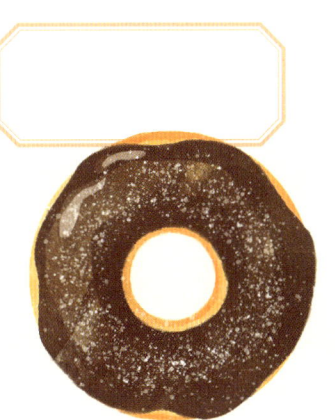

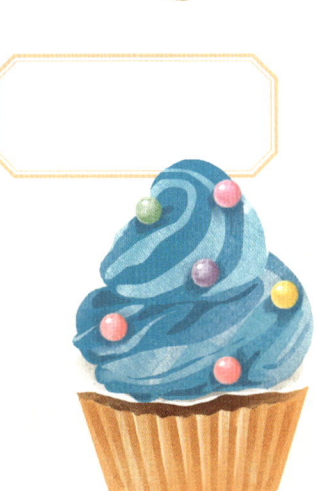

17일 수리력

덧셈 박사

날짜	년 월 일
날씨	

산책하기에 딱 좋은 날씨예요. 향기로운 꽃밭 앞을 지나는데, 붕붕! 꿀벌 떼를 만났어요. 그런데 꽃밭을 자세히 살펴보니, 꿀벌 말고 다른 곤충도 많지 뭐예요.

① 꿀벌은 모두 몇 마리인가요? ☐ 마리

② 꽃밭에서 찾은 다른 곤충의 이름을 쓰고 개수도 세 보세요.

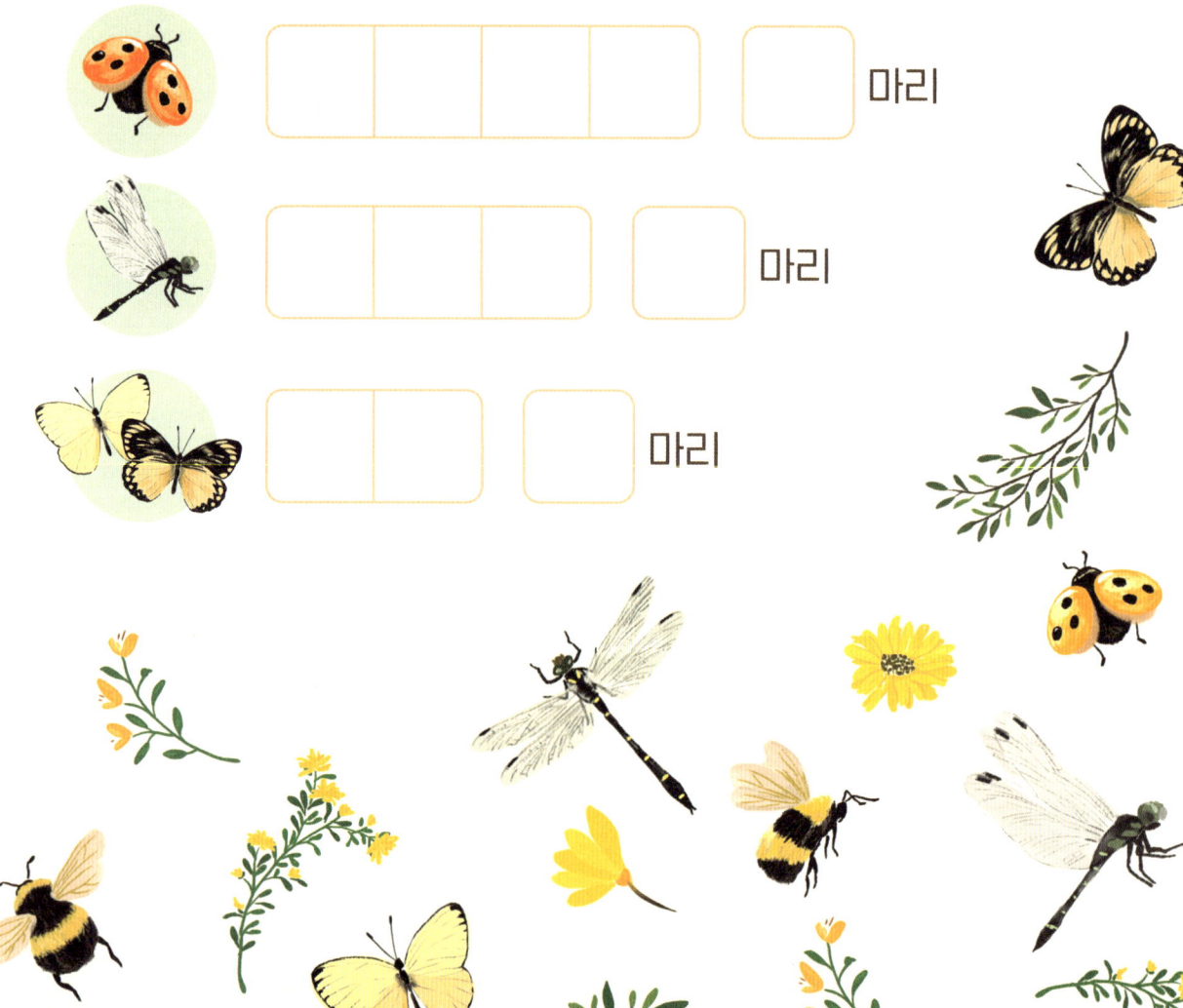

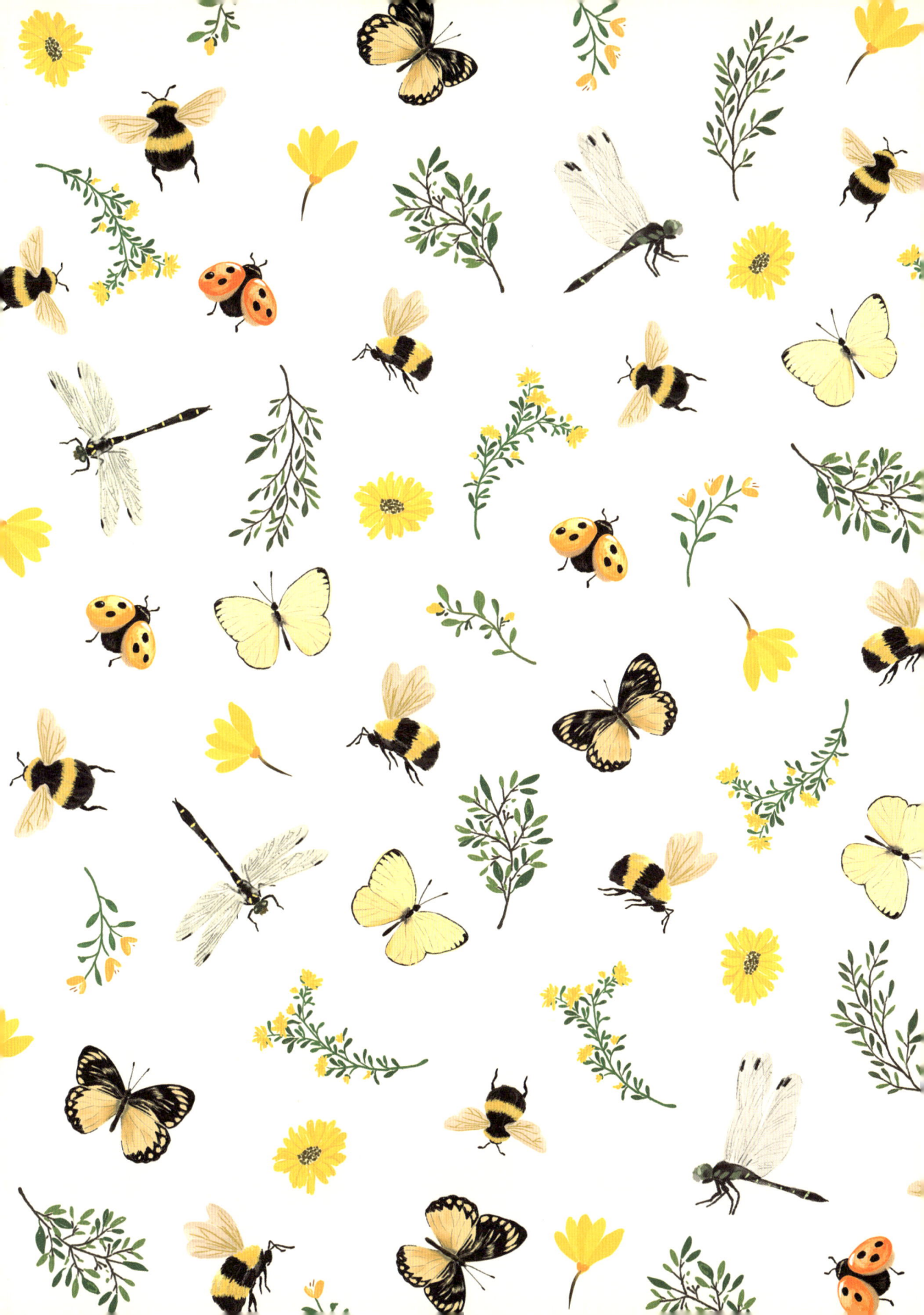

18일
집중력

종이 공예

날짜 년 월 일

날씨

예쁜 용돈 봉투를
만들어 보아요.

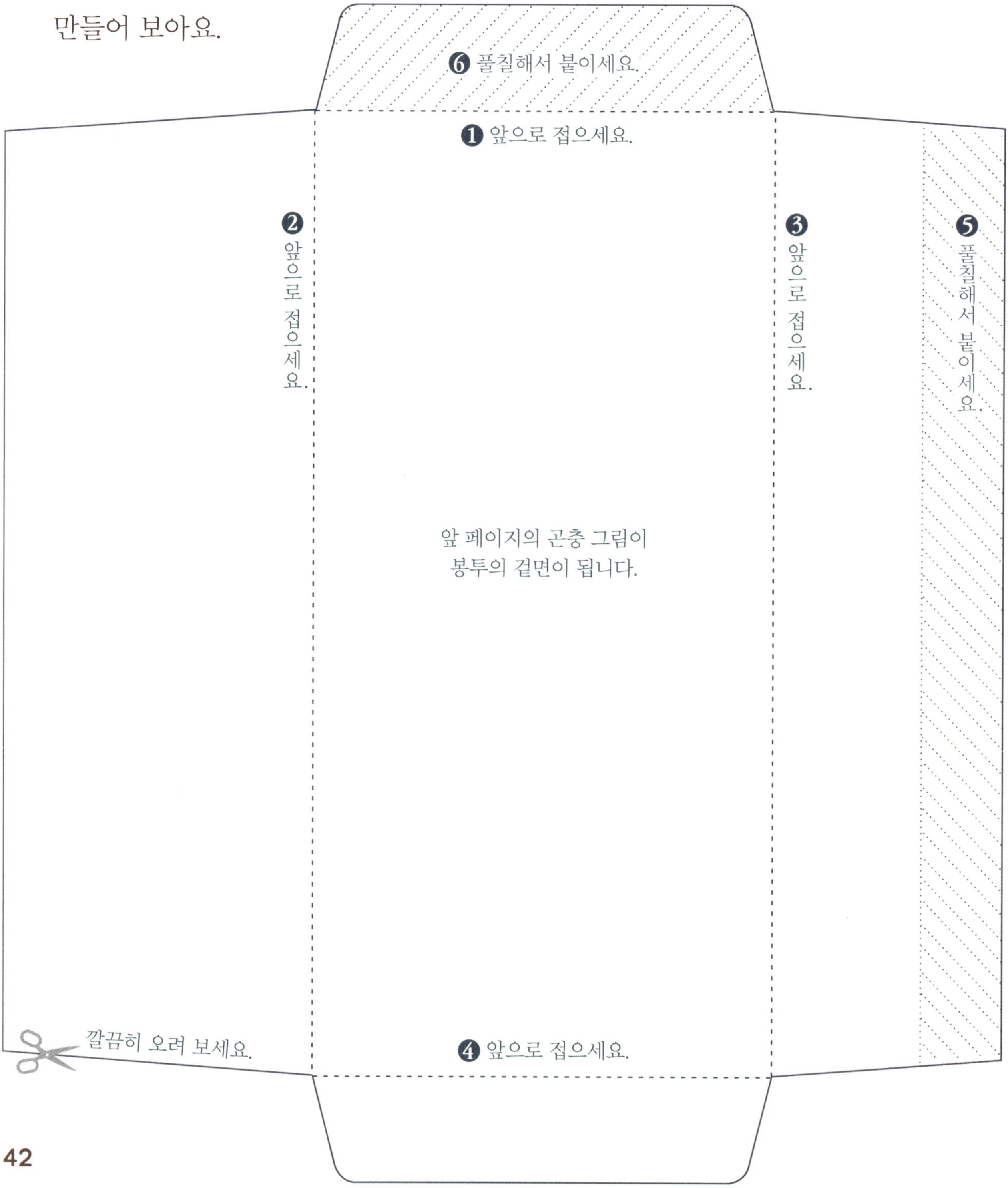
⑥ 풀칠해서 붙이세요.
① 앞으로 접으세요.
② 앞으로 접으세요.
③ 앞으로 접으세요.
⑤ 풀칠해서 붙이세요.
앞 페이지의 곤충 그림이
봉투의 겉면이 됩니다.
깔끔히 오려 보세요.
④ 앞으로 접으세요.

19일
지각력

색칠 공부

옛사람들은 호랑이가 불행을 막아 준다고 믿었어요. 그래서 호랑이 그림을 집에 걸어 두었대요. 호랑이의 비어 있는 줄무늬를 까맣게 칠해서, 멋진 호랑이로 만들어 주세요.

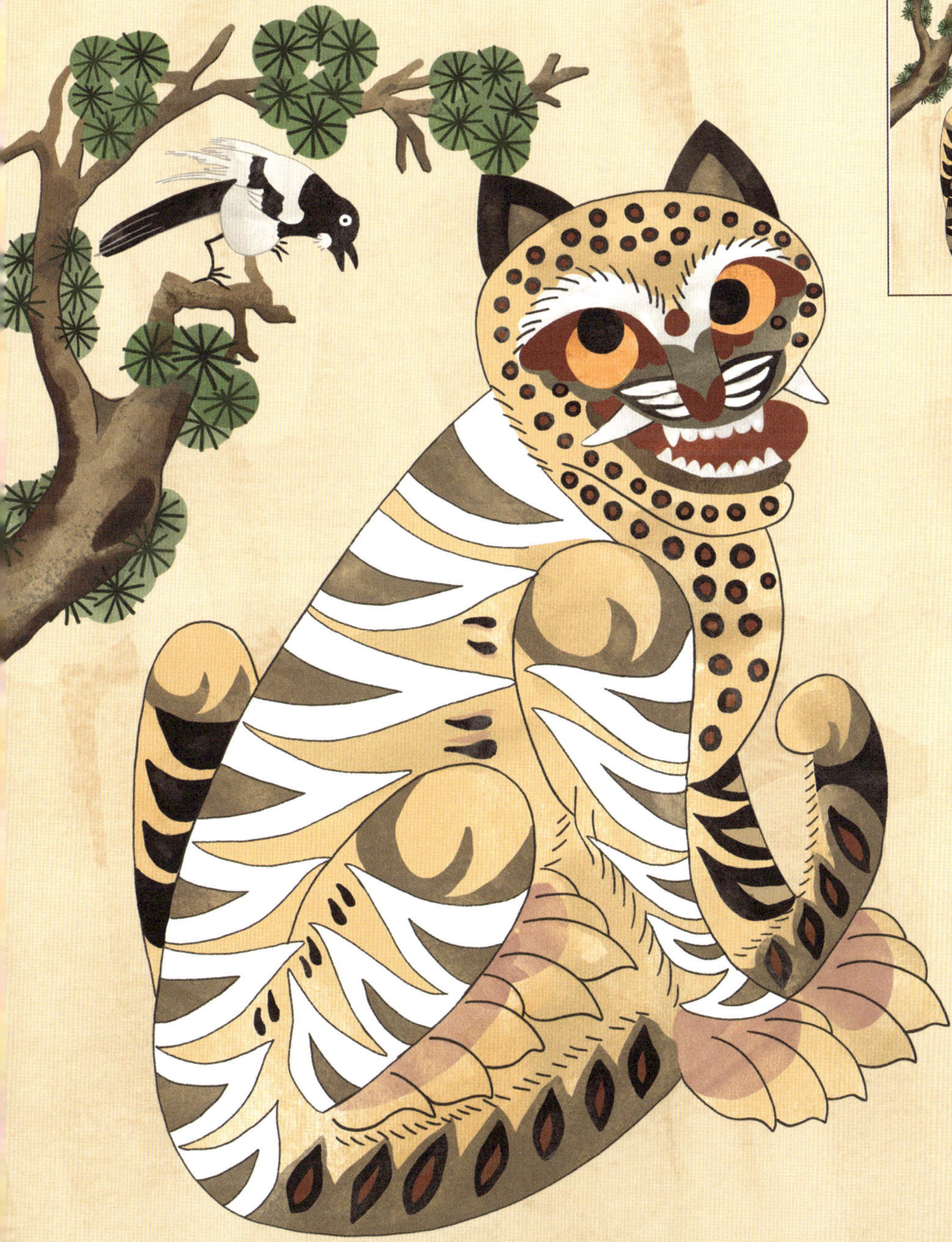

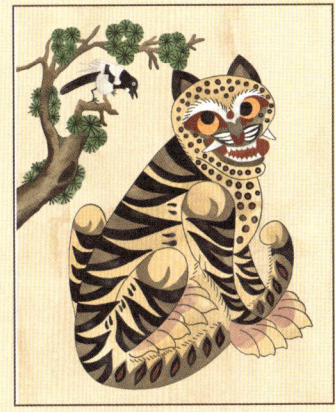

나도 화가

20일 지각력

날짜	년 월 일
날씨	

텃밭에 심은 피망과 호박이 탐스럽게 자랐어요. 아래 순서대로 차근차근 따라서 그려 보세요.

피망 그리기

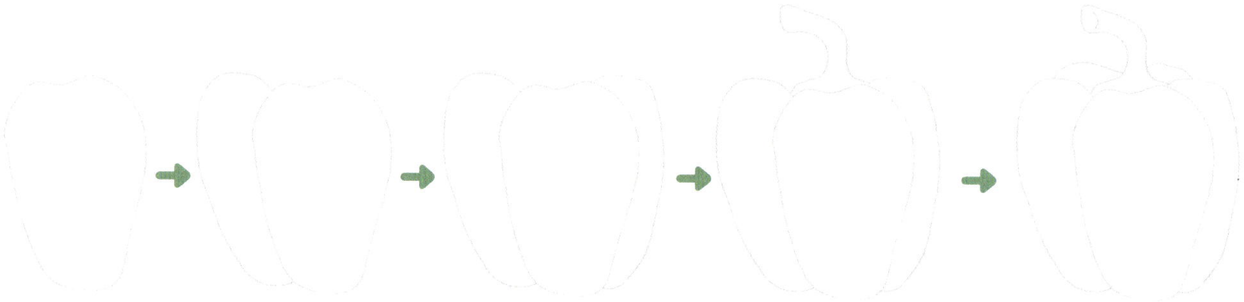

호박 그리기

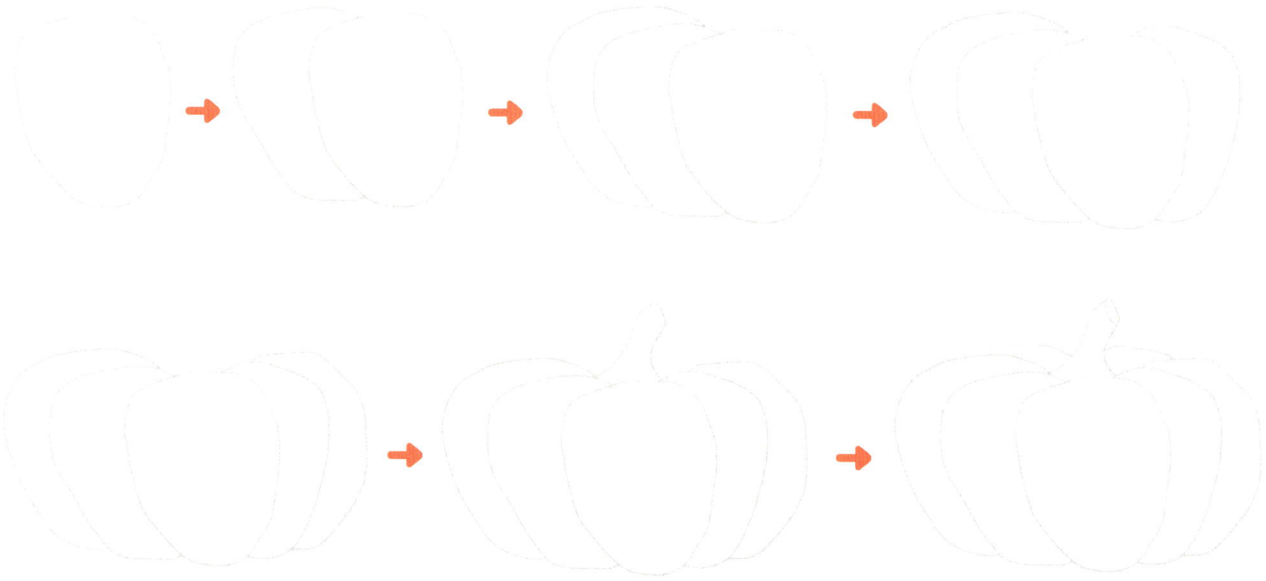

연습한 방법대로 피망 2개와 호박 1개를 그려 보아요.
다른 채소를 그려 넣어도 멋질 거예요.

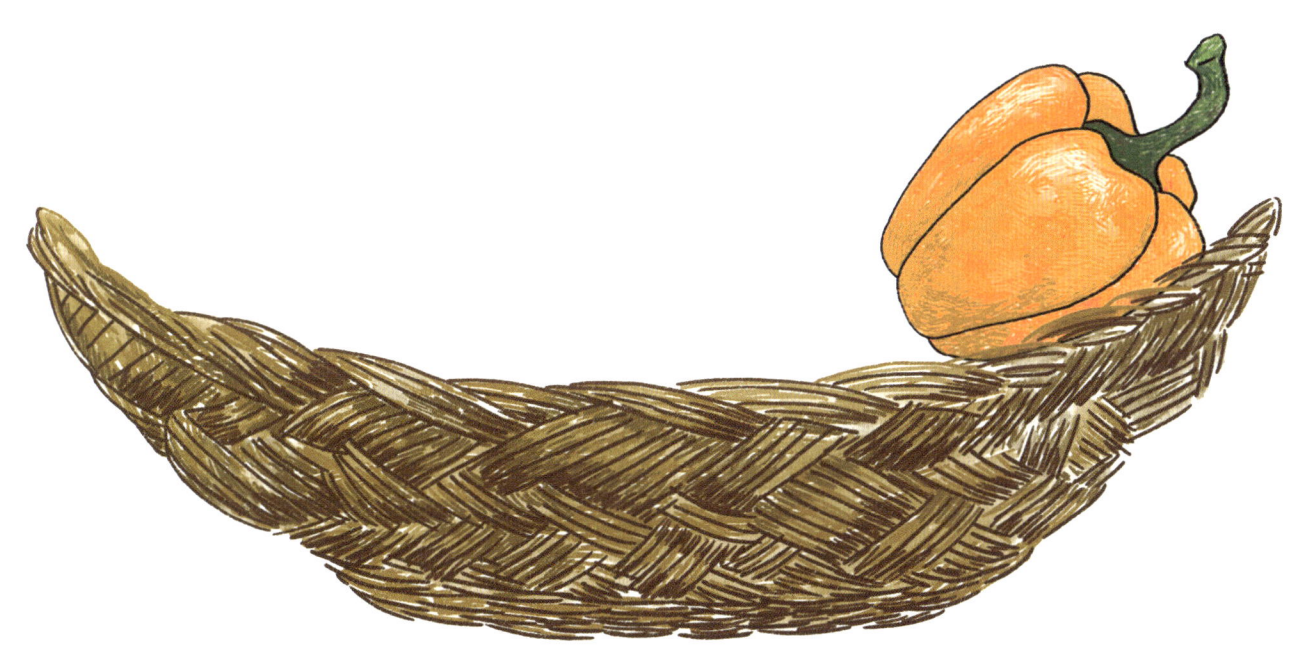

21일
언어력

나도 작가

아래 그림을 보고 한 문장을 써 보세요.
지금 떠오르는 생각을 편하게 쓰면 되어요.

날짜	년　월　일
날씨	

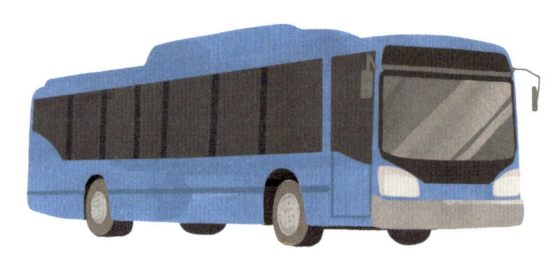

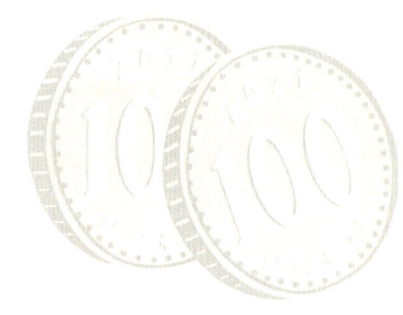

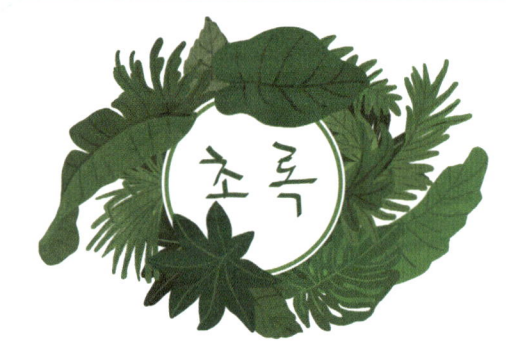

아래 사진을 보고 떠오르는 생각을 자유롭게 써 보세요. 세 문장만 써도 충분해요. 자기 생각을 꾸밈없이 쓰는 것보다 좋은 글은 없어요.

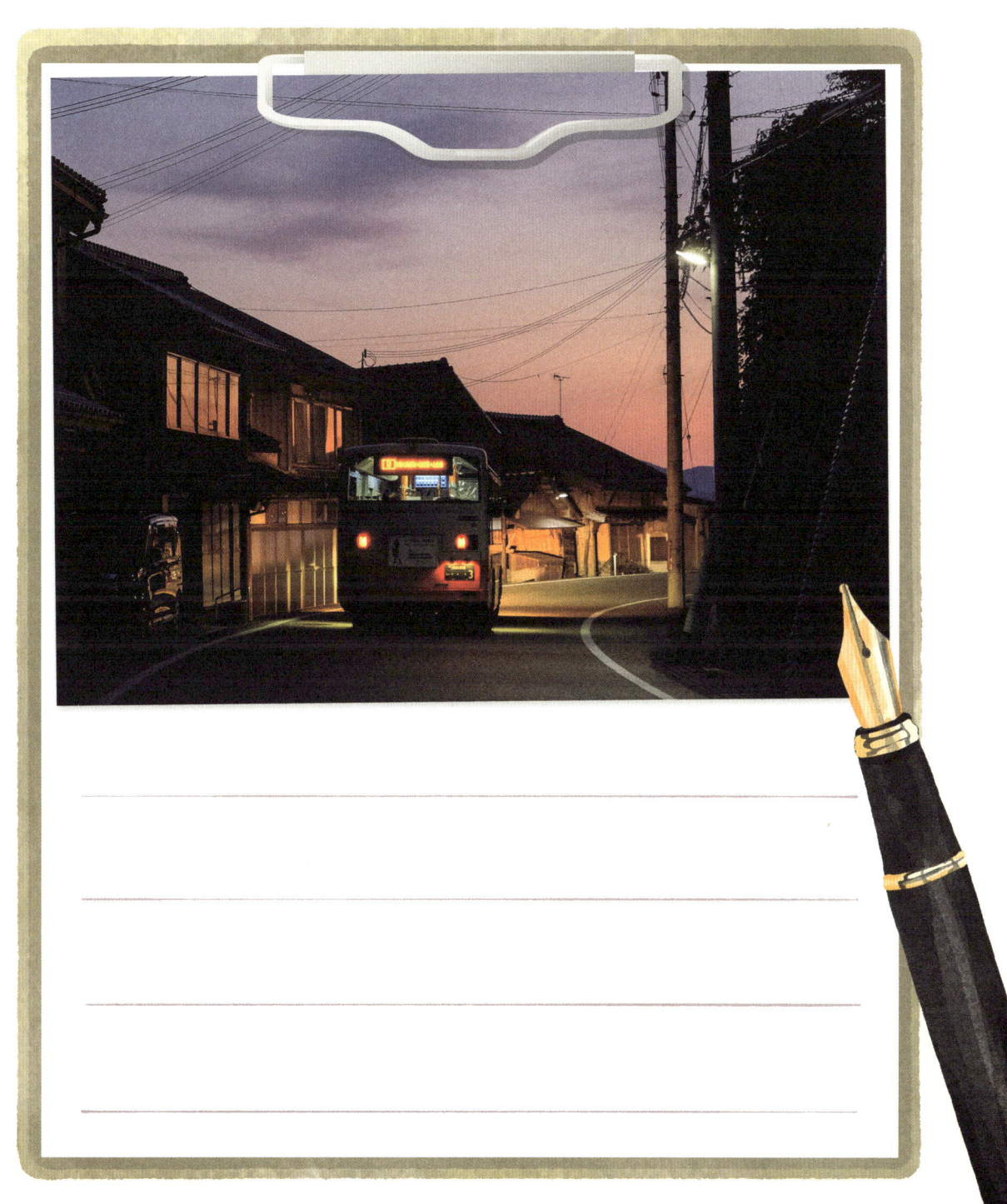

22일
지각력

종이접기

색종이로 텃밭의 슈퍼스타 토마토를 접어 볼까요? 아래 순서대로 따라 접으면, 빨갛고 귀여운 토마토가 완성됩니다.

날짜	년 월 일
날씨	

열매 접기

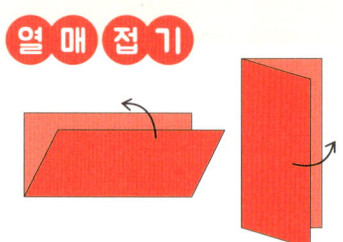
① 빨간 색종이를 가로 세로 1번씩 접어요.

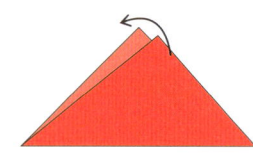
② 색종이를 펴서 대각선으로 접어요.

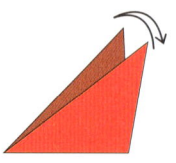
③ 대각선으로 접은 색종이를 다시 반으로 접었다 펴세요.

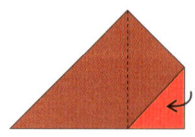
④ 삼각형의 양끝이 만나게 안쪽으로 접어요.

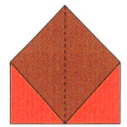

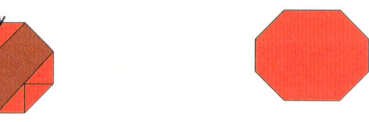
⑤ 양쪽 아래 모서리를 위로 올려 접어요. 위쪽 모서리도 아래로 내려 접어요.

⑥ 토마토 열매 완성.

꼭지 접기

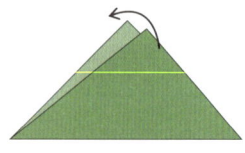
① 초록 색종이를 대각선으로 접어요.

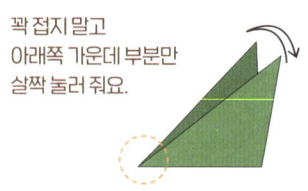
꽉 접지 말고 아래쪽 가운데 부분만 살짝 눌러 줘요.

② 대각선으로 접은 색종이를 다시 반으로 접었다 펴세요.

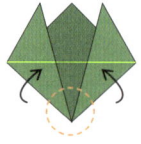
③ 표시해 둔 가운데 부분에 맞춰서 색종이 양끝을 비스듬하게 올려 접어요.

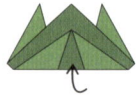
④ 색종이를 뒤로 뒤집어 아래쪽 모서리를 올려 접어요.

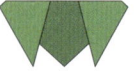
⑤ 꼭지 완성!

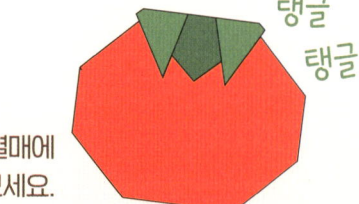
탱글 탱글

토마토 열매에 꼭지를 끼워 보세요.

23일
집중력

올가미 퍼즐

종이 상자에 텃밭에서 쉽게 볼 수 있는 물건들을 숨겨 놓았어요. 올가미를 이용해서 숨겨 둔 물건을 모두 찾아보세요.

찾을 물건: 호미, 고구마, 방울토마토, 깻잎, 오이, 상추

콜	돌	방	바	띨	구	도	악	라	마
정	호	미	나	기	바	상	구	만	정
지	랑	이	너	러	조	다	추	도	우
이	라	닥	사	이	더	노	라	방	데
치	커	이	고	구	마	오	모	울	추
박	종	가	자	하	망	기	초	토	까
가	도	깻	도	모	리	탓	밭	마	추
장	바	치	잎	주	낭	사	롱	토	김
야	추	조	둥	잔	도	오	울	더	리
놀	사	아	치	랑	자	대	이	대	겅

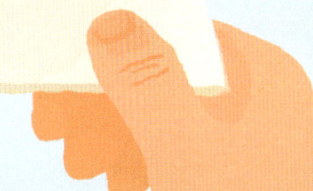

24일
기억력

똑똑 기억력

한동안 바빠서 텃밭에 가지 못했어요.
동네 친구가 텃밭 채소들이 잘 자랐다는
소식을 전해 주었지요. 이번 주말에는
수확도 할 겸 텃밭에 꼭 가 보려고요.

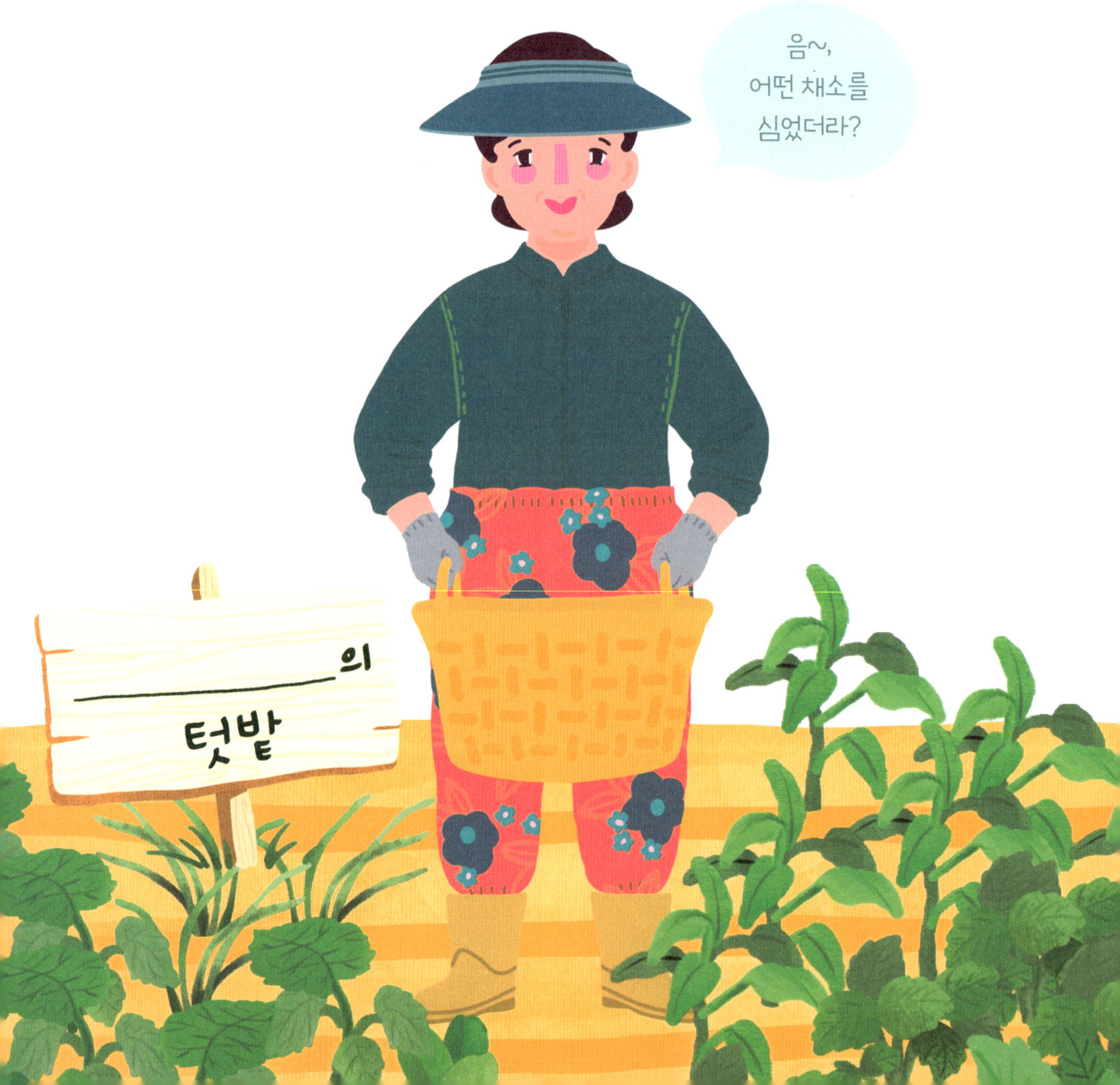

날짜   년   월   일

날씨

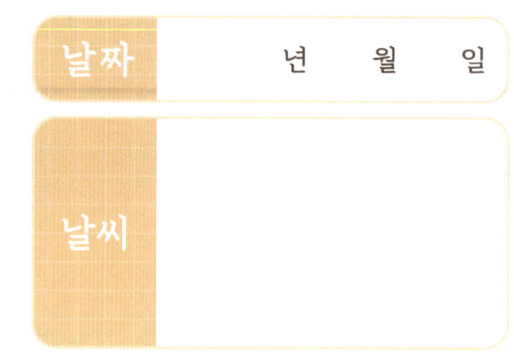

음~,
어떤 채소를
심었더라?

_____의
텃밭

자, 가만 기억을 떠올려 볼까요?
내가 심은 채소를 골라 ○ 표시를 해 보세요.

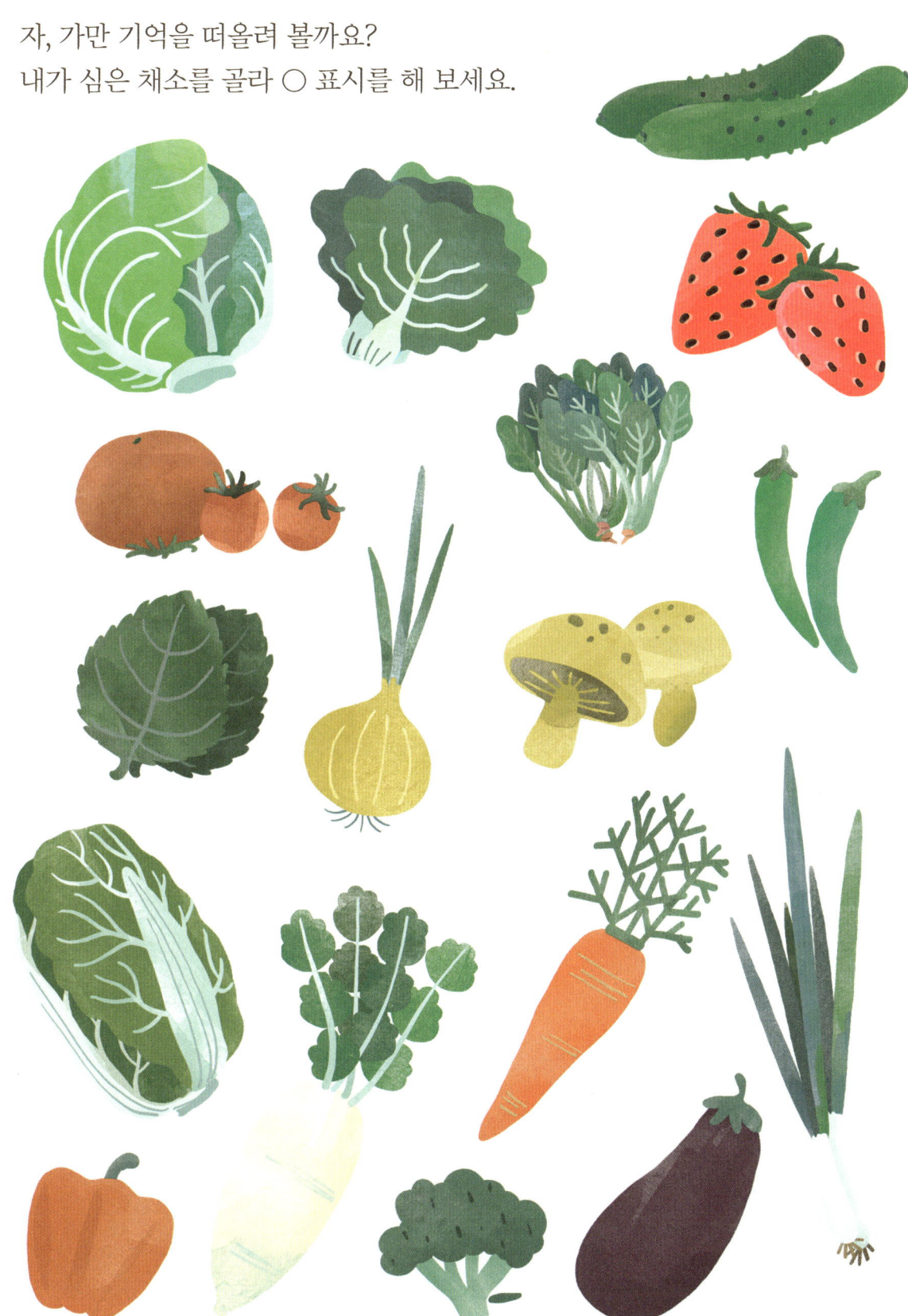

25일 판단력

화투 놀이

친구들과 고스톱을 하고 있어요.
어떤 화투장을 가져와야 내가 이길까요?
오른쪽에서 필요한 화투장을 찾아보고,
빈칸에 알맞은 번호를 써 보아요.

날짜	년 월 일
날씨	

고도리 만들기

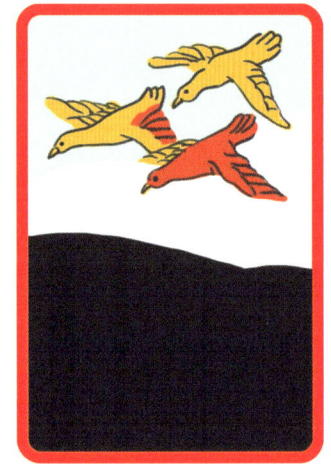  

홍단 만들기

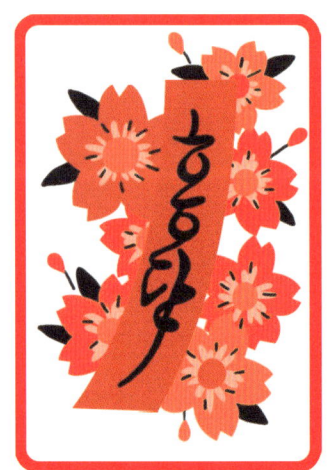  

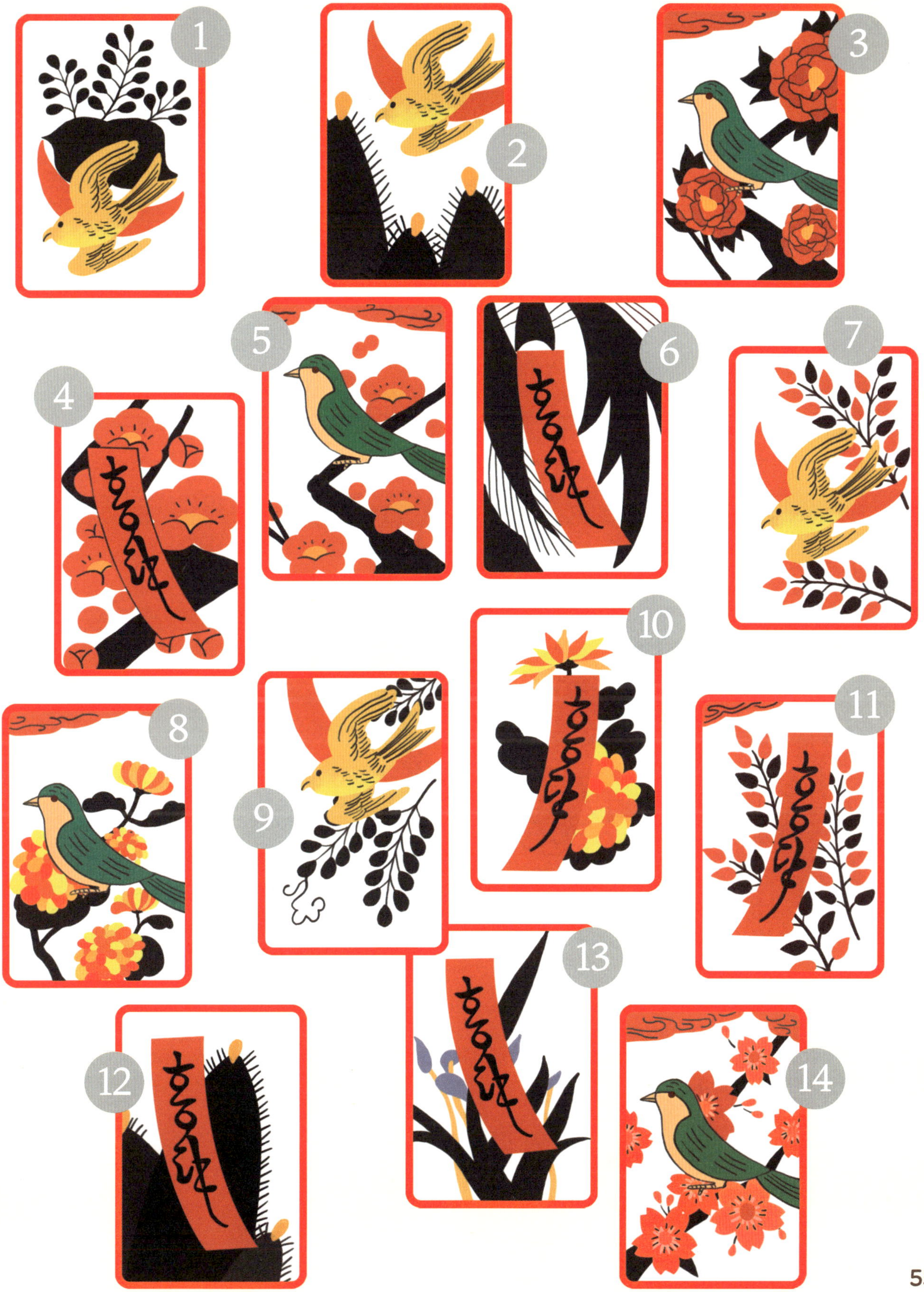

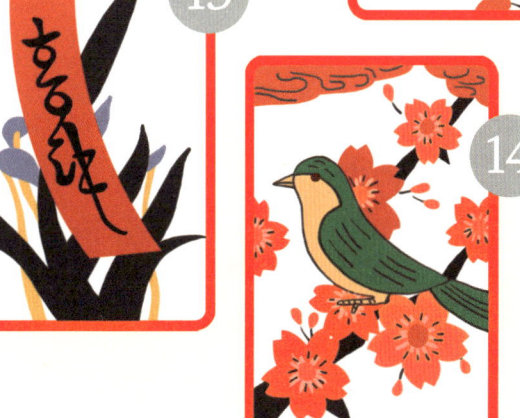

26일
시공간력

따라 그리기

향기로운 꽃밭에 나비들이 훨훨 날아다녀요.
나비의 오른쪽 날개를 왼쪽처럼 또렷하게
그려 주세요. 그다음 나비를 예쁘게 색칠해 보세요.

날짜   년   월   일

날씨

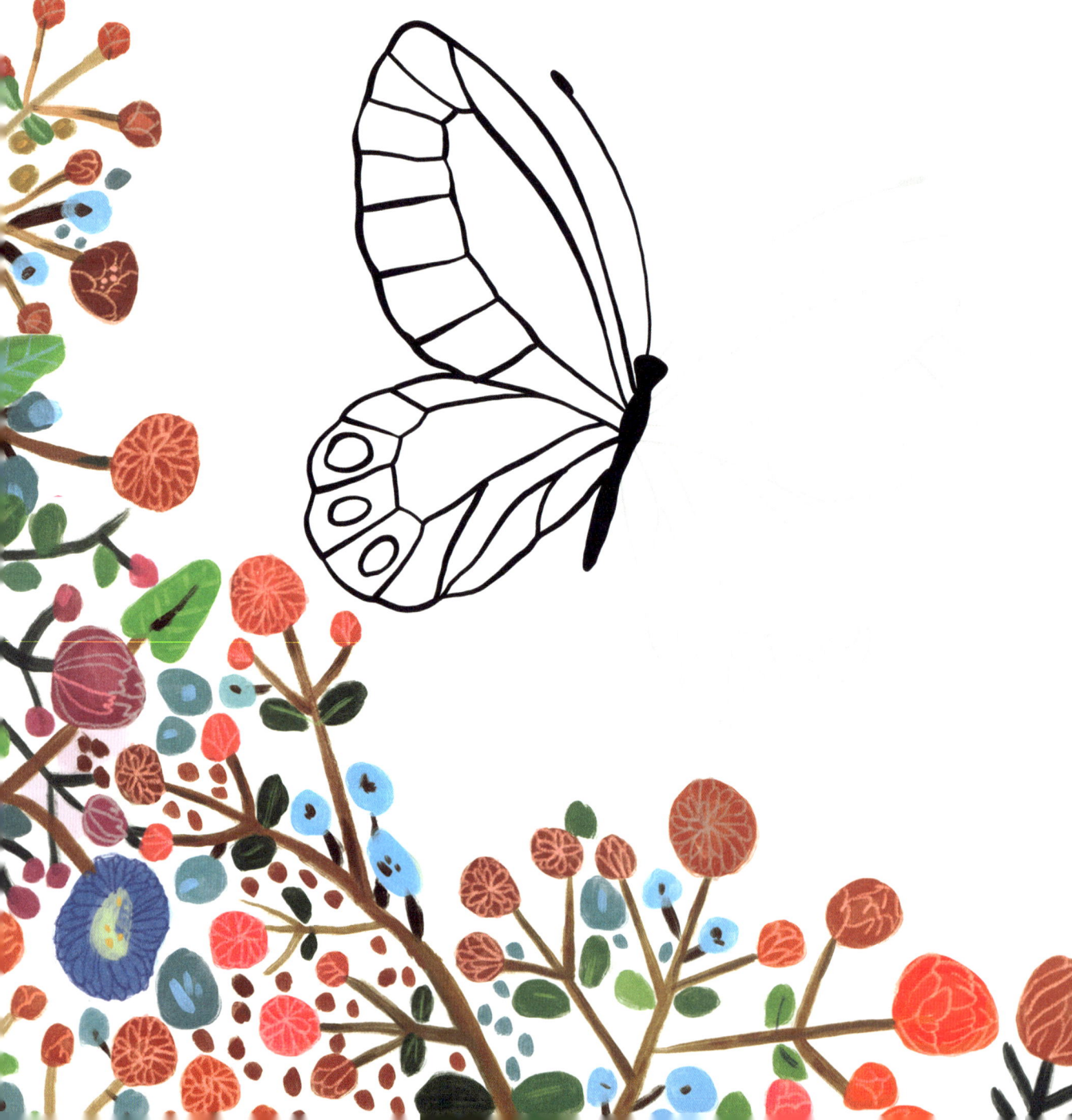

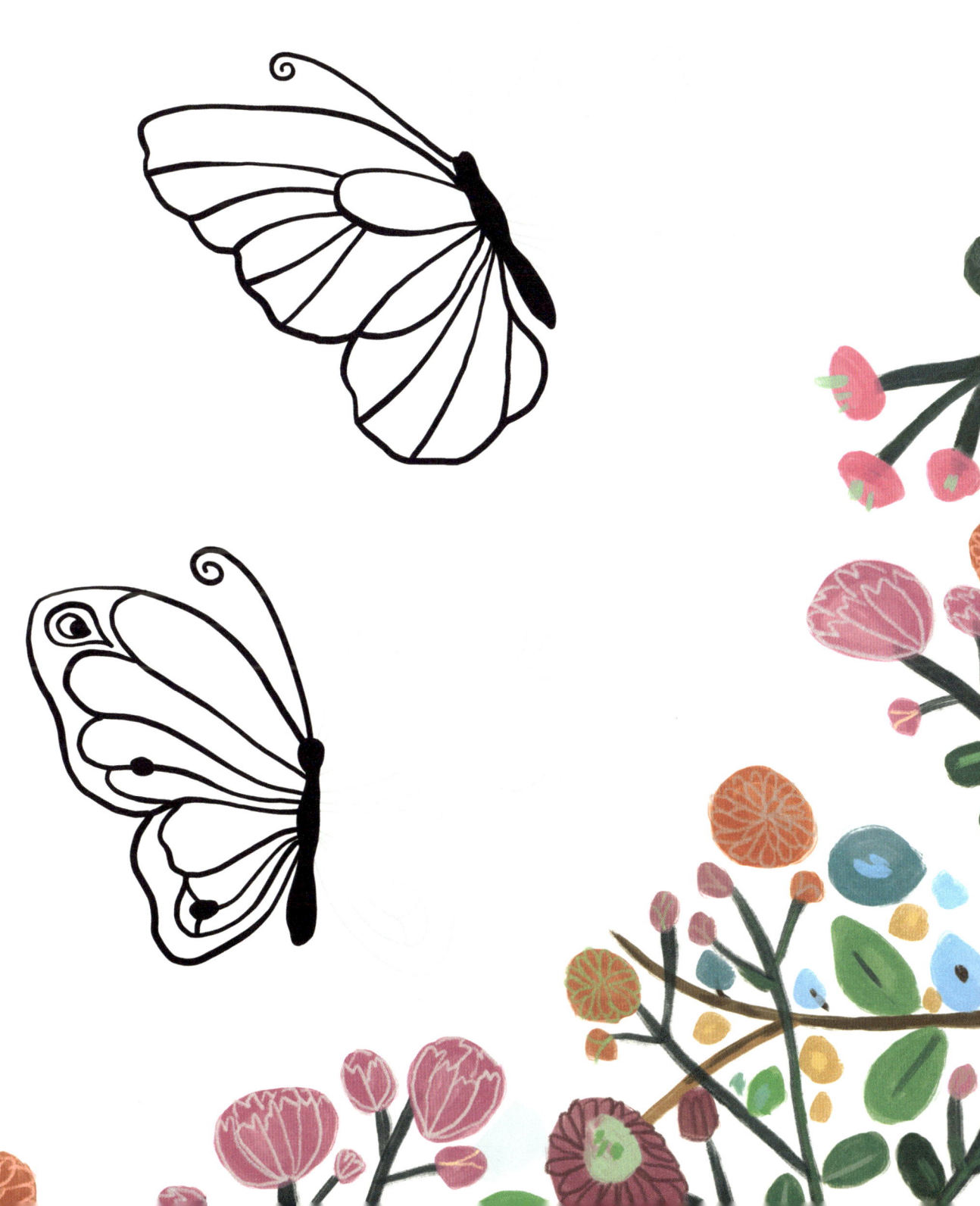

27일 언어력

낱말 퍼즐

가로세로 낱말 퍼즐을 완성해 보세요.

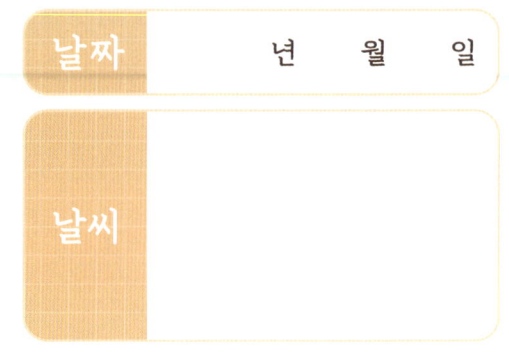

날짜 　년　월　일

날씨

가로 설명

① 경솔하여 생각 없이 망령되게 행동함. 예) ○○○○을 삼가다.
③ 검은 자줏빛을 띠는 길고 구붓한 원통 모양의 채소. 볶거나 쪄서 반찬으로 먹음.
④ 소식이나 연락이 전혀 없는 상태.
⑤ 한 집 한 집마다. 집집마다.
⑥ 고기나 생선 따위를 맹물에 푹 삶아 익힘. 예) 복날엔 닭○○을 먹어야지.
⑧ 텃밭을 건강하게 만들어 주는 동물. 예) ○○○도 밟으면 꿈틀.
⑨ 오랫동안 계속하여 비가 내리지 않아 메마른 날씨.
⑩ 텔레비전 따위에서 방송되는 극.
⑪ 예) 자라 보고 놀란 가슴 ○○○ 보고 놀란다.
⑬ 농작물이 병과 해충으로 인하여 입은 피해.
⑭ 자전거 뒤에 달거나 사람이 직접 끄는, 바퀴가 둘 달린 작은 수레.

세로 설명

② 동쪽 집에서 밥 먹고 서쪽 집에서 잠잔다는 뜻. 정해진 살 곳 없이 떠돌아다니며 지냄을 이르는 말. 동○○서○○.
④ 고구마의 친구. 예) 찐 ○○.
⑦ 애호박을 얇게 썰어 말린 반찬. 흔히 물에 불려 볶아서 나물로 무쳐 먹음.
⑨ 무쇠로 만든 솥.
⑫ 긴 다리를 모으고 계속 힘 있게 솟구쳐 뛰는 모양. 예) 망아지가 ○○○○ 뛴다.
⑬ 닭의 새끼. 어떤 일에 처음 나서 경험이 없거나 서투른 사람을 가리킴.

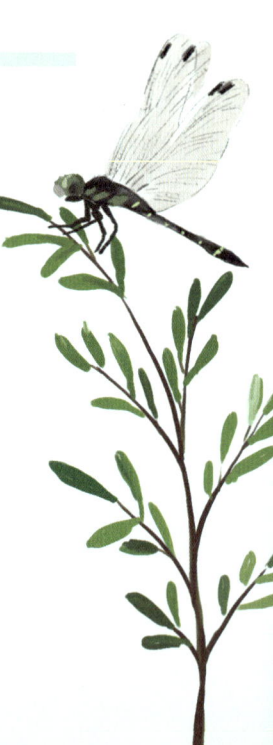
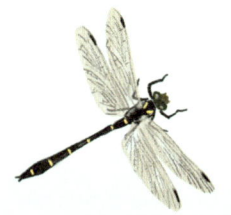

빨리 풀지 않아도 괜찮아요.
천천히 생각하면서 풀어 보세요!

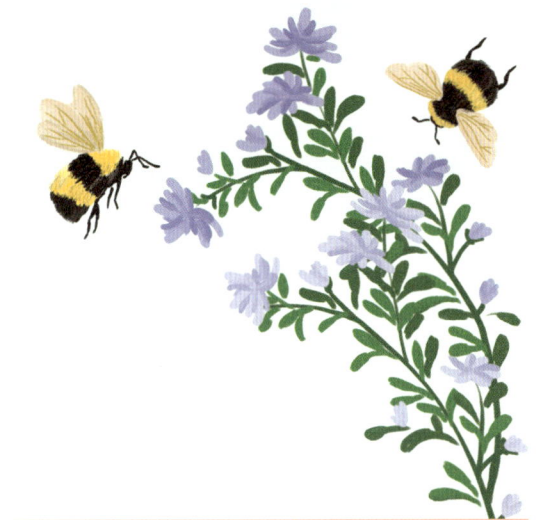

28일
기억력

세계 여행

다음 달에 세계 여행을 떠날 거예요.
외국 친구들을 만날 생각에 벌써 신이 나네요.
그 나라말로 인사를 건네면
좀 더 쉽게 친해지겠죠?

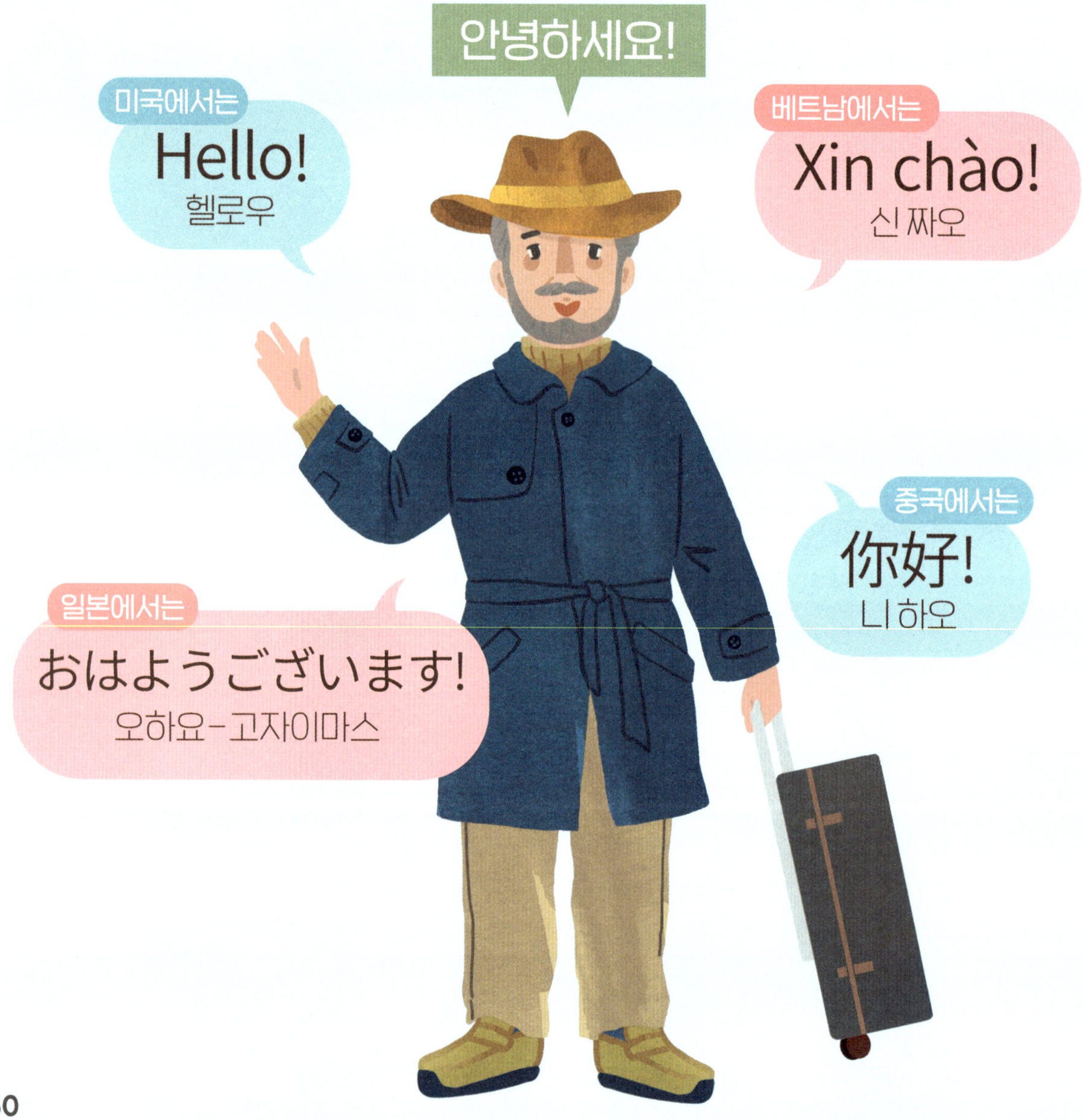

날짜	년 월 일
날씨	

안녕하세요!

미국에서는
Hello!
헬로우

베트남에서는
Xin chào!
신 짜오

중국에서는
你好!
니 하오

일본에서는
おはようございます!
오하요-고자이마스

날마다 나라별 인사말을 공부해 보아요. 눈으로 보며 1번,
입으로 소리 내서 1번, 손으로 따라 쓰며 1번! 이렇게 모두 공부하고 나서,
비행기 창문에 횟수를 표시해 보세요.

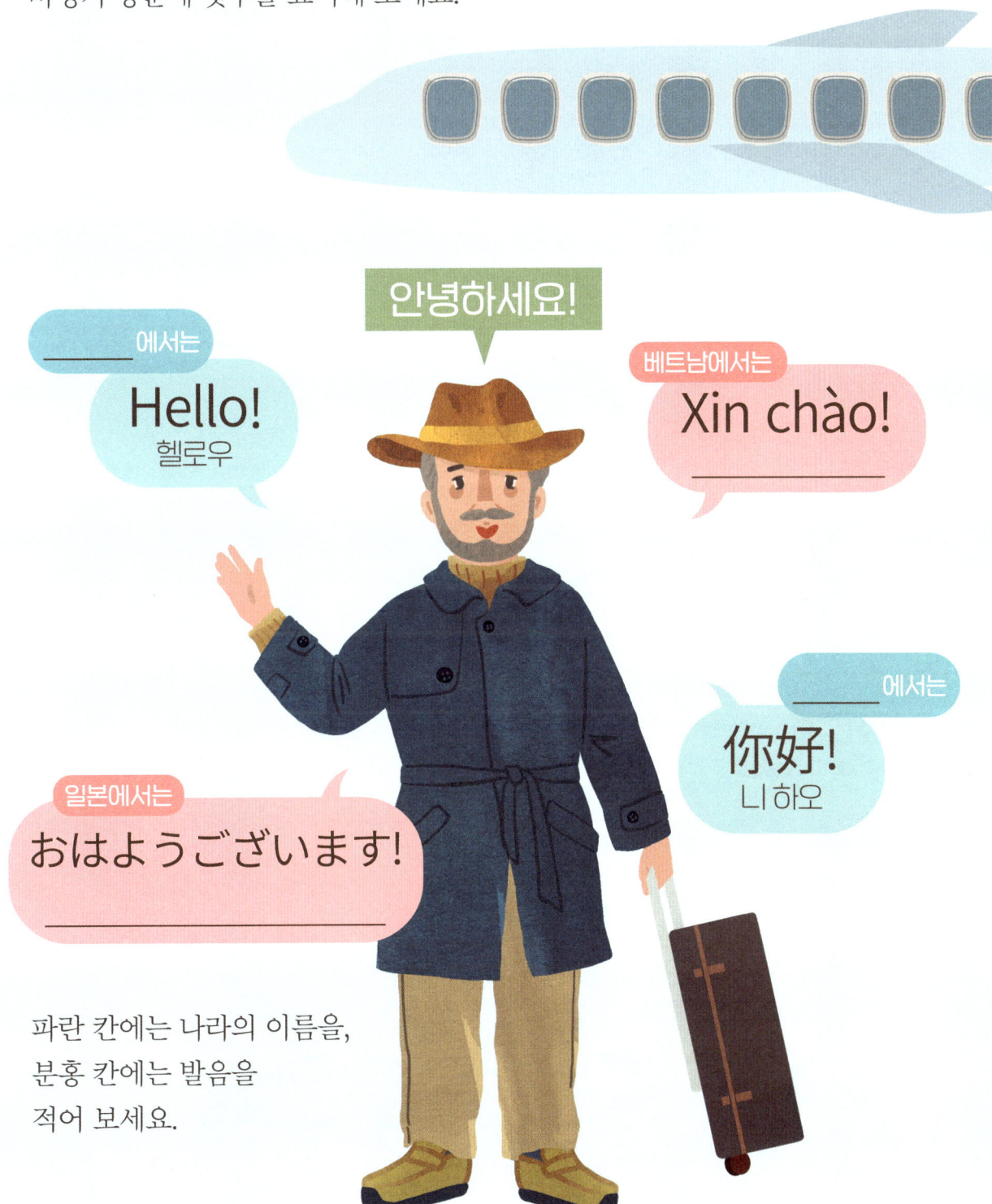

파란 칸에는 나라의 이름을,
분홍 칸에는 발음을
적어 보세요.

29일
집중력

꽃 리스 만들기

꽃집에서 예쁜 꽃 리스를 샀어요.
거실에 걸어 두면 집 안이 환해지겠죠?

날짜   년   월   일

날씨

① 꽃 리스 안에 정성껏 글자를 써넣어 보세요.
   특별한 나만의 꽃 리스 완성!

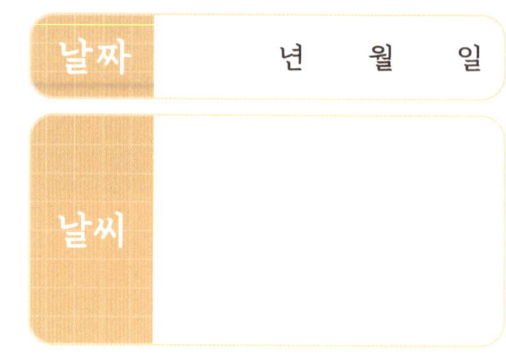

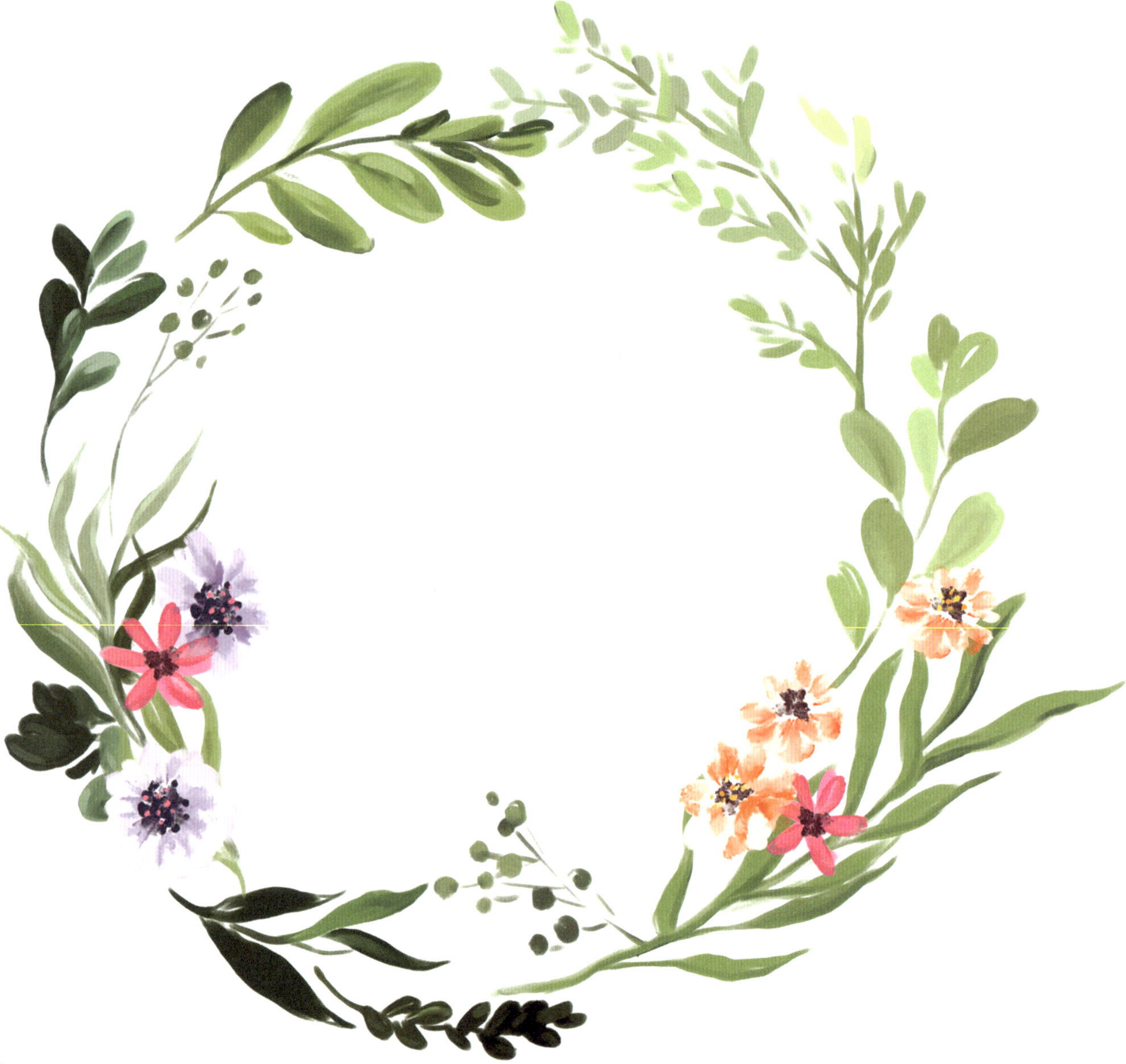

❷ 사인펜이나 붓펜을 이용해 글자를 따라 써 보아요.

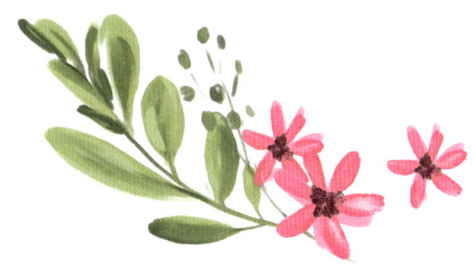

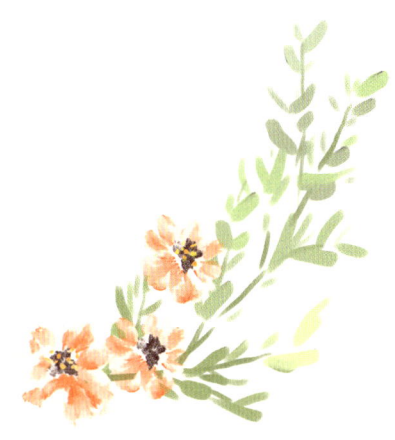

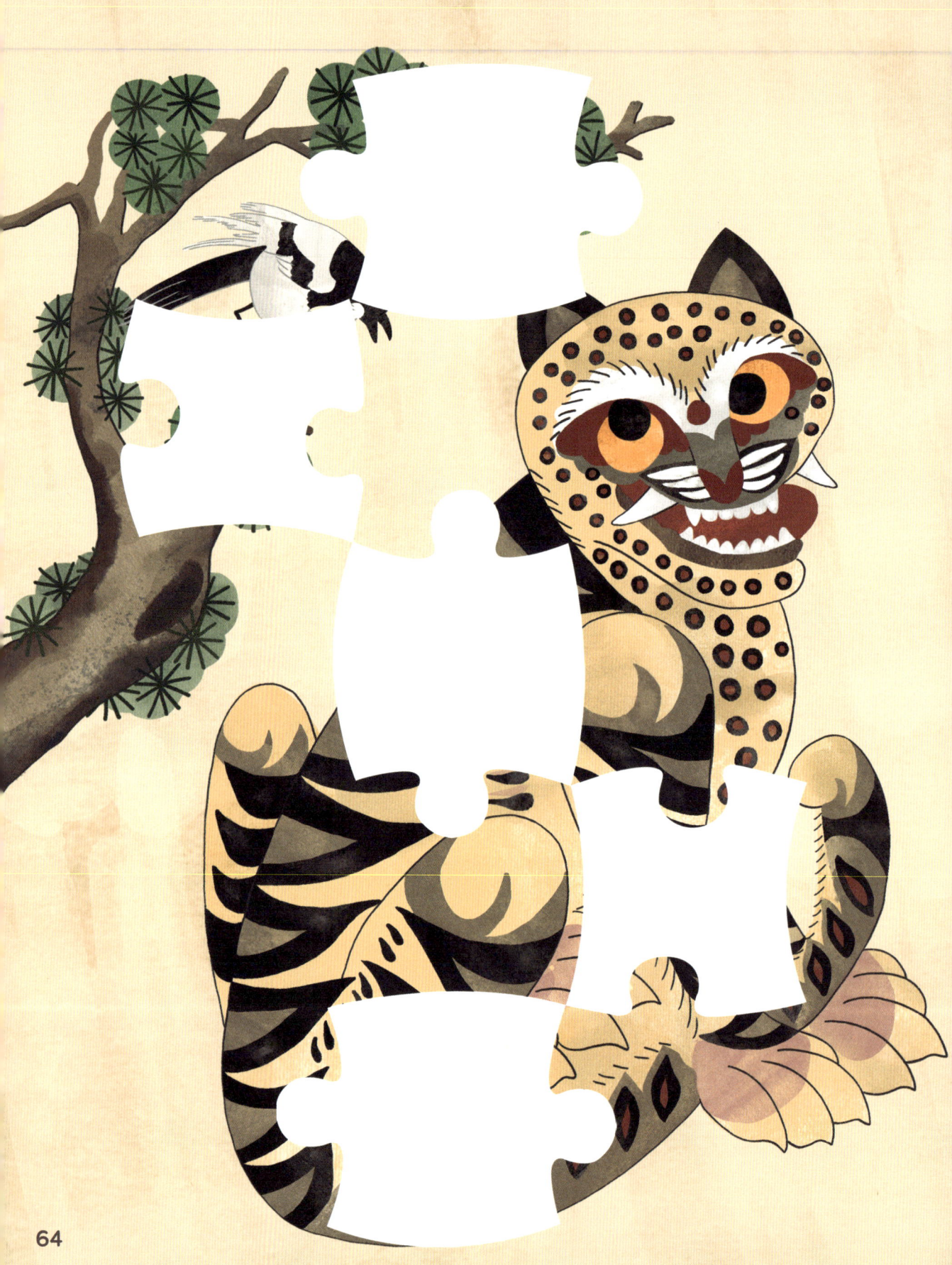

30일
시공간력

그림 퍼즐

반가운 호랑이가 다시 등장했어요.
그림 조각을 잘라서 왼쪽 호랑이를
완성해 주세요.

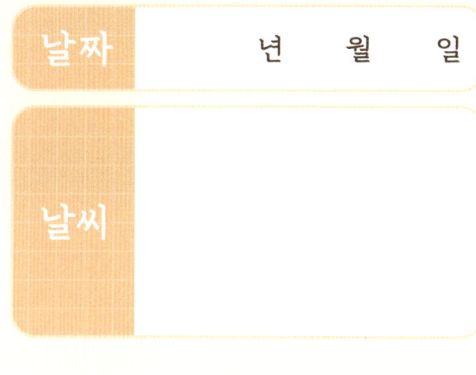

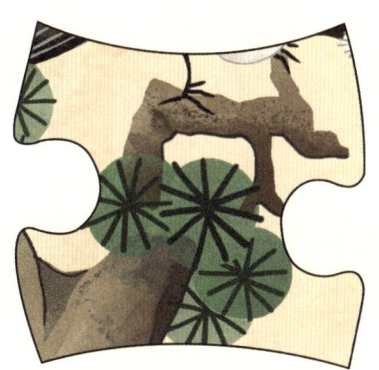
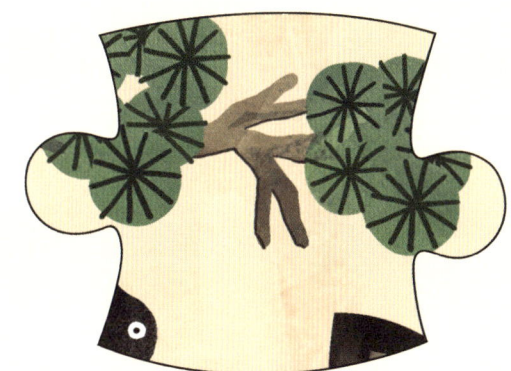

✂ 깔끔히 오려 보세요.

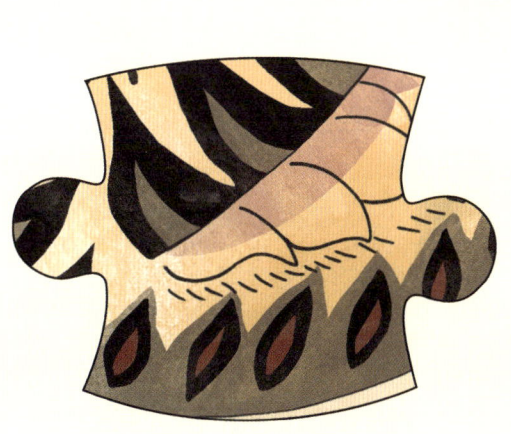
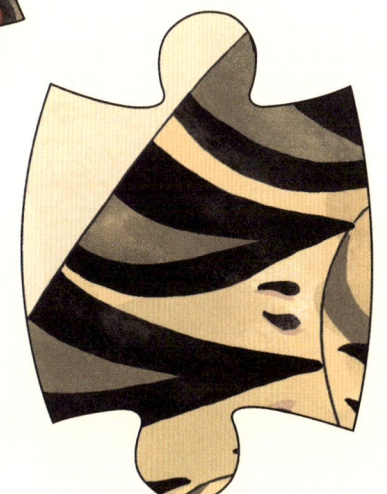

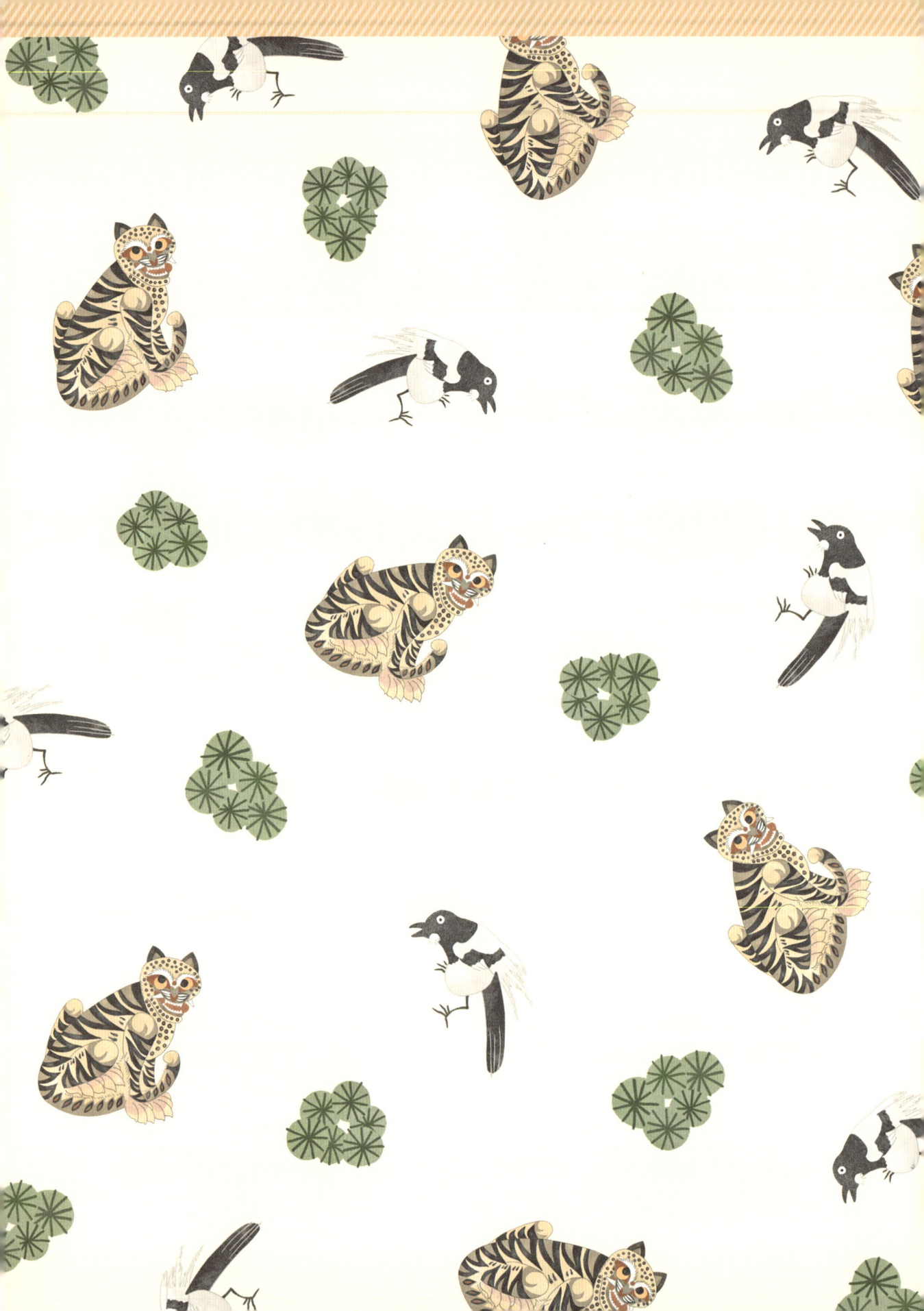

풀이

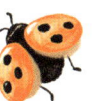

2일

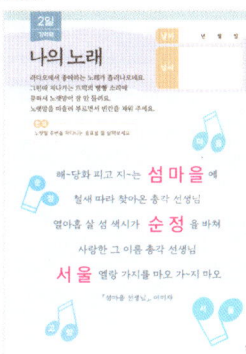

3일
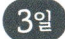
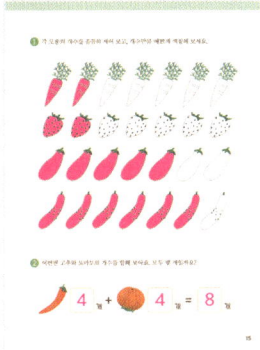

4일
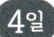
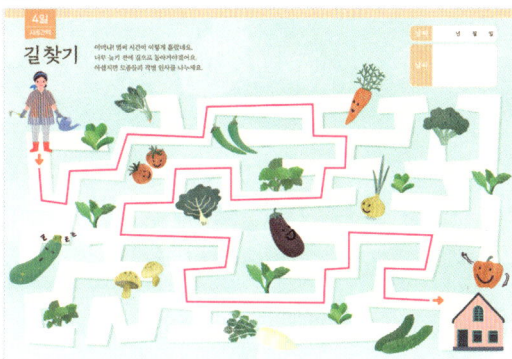

5일
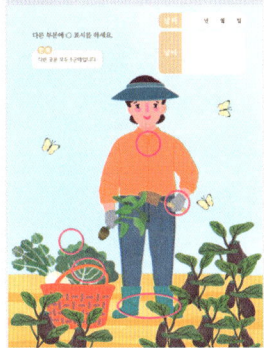

7일
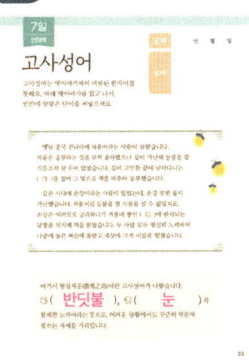

9일
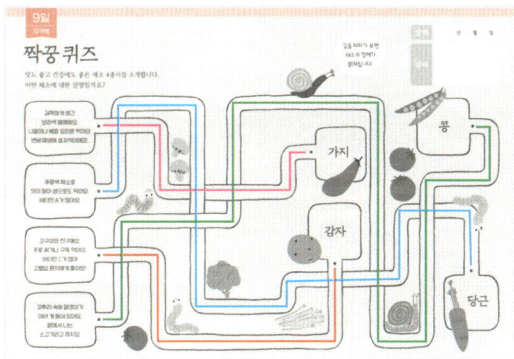

10일
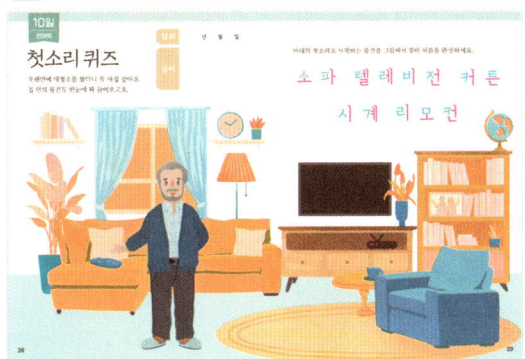

11일
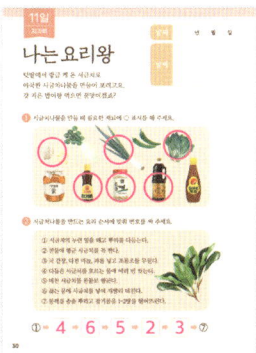

12일
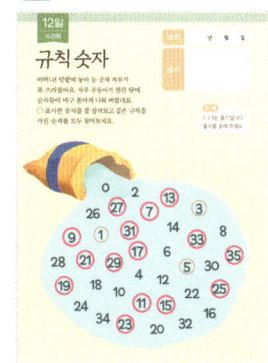

풀이

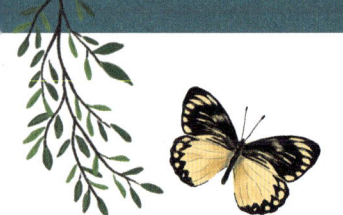

13일
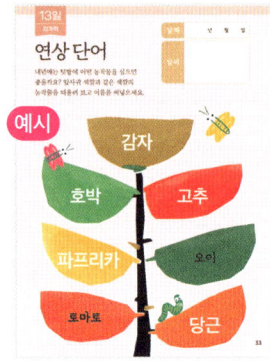

14일 ①,②번 어디에 놓아도 내가 이겨요.
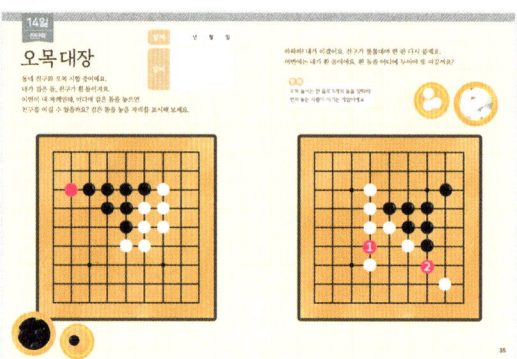

15일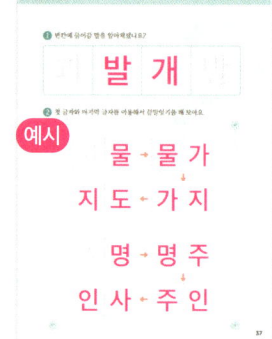

16일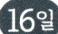
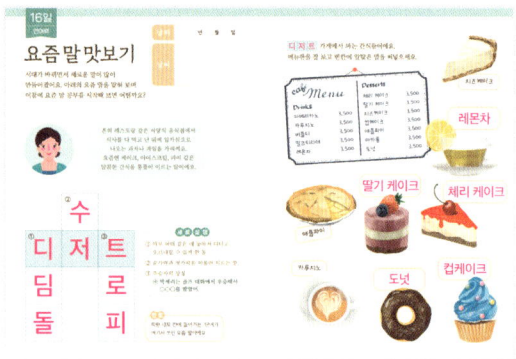

17일
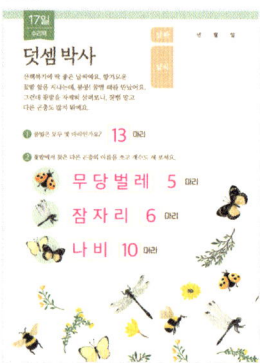

23일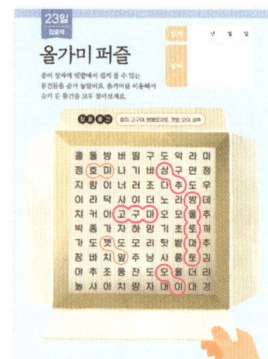

25일
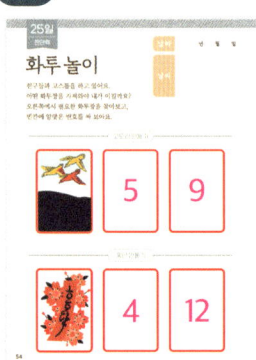

27일
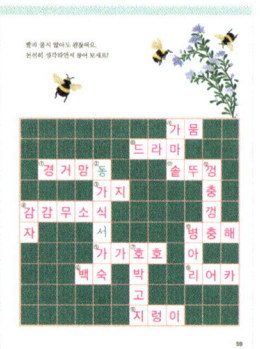

28일
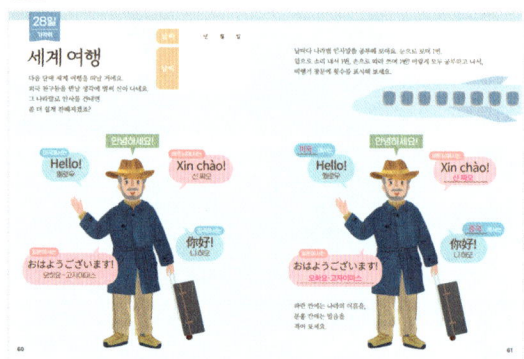

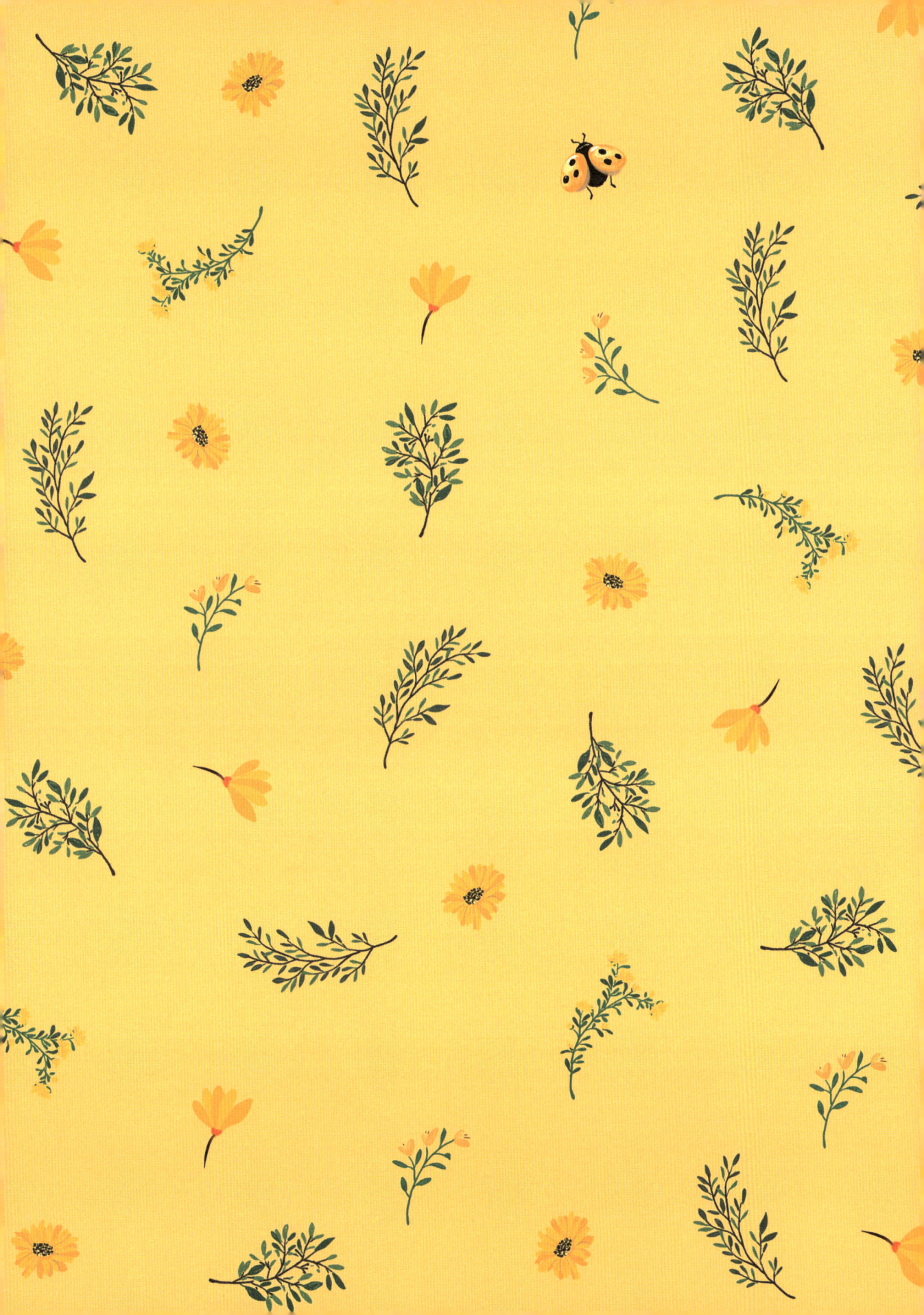

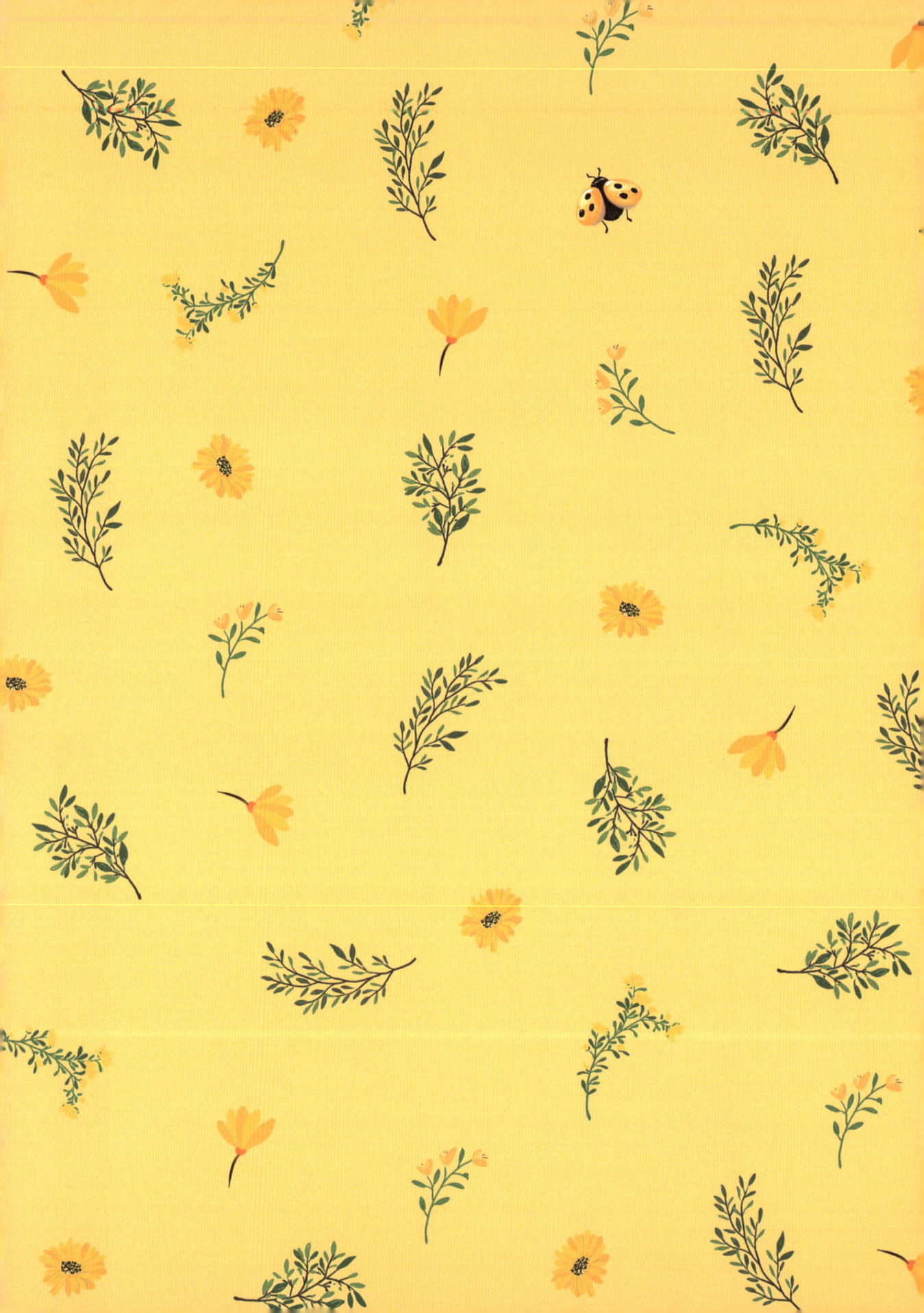